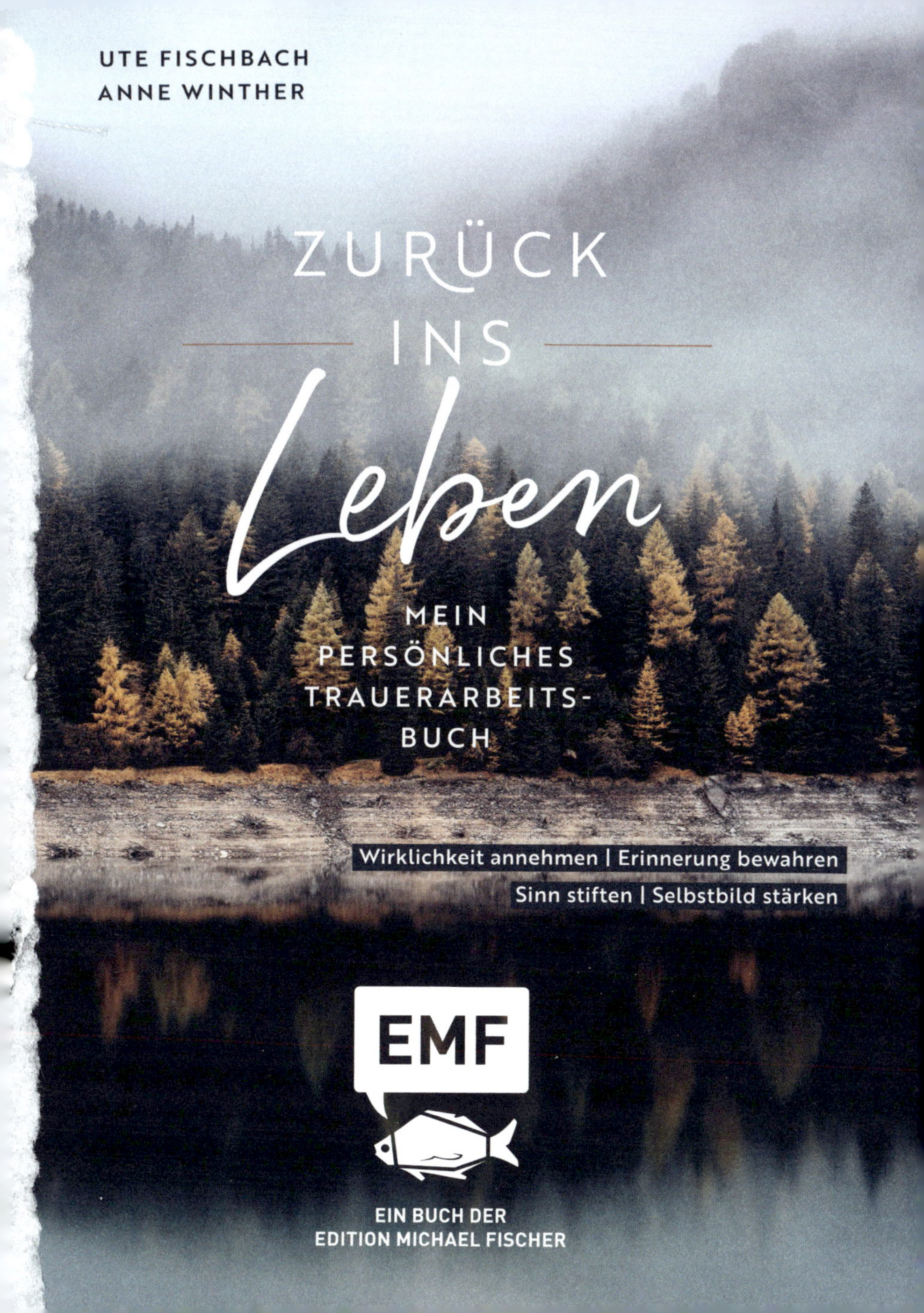

UTE FISCHBACH
ANNE WINTHER

# ZURÜCK INS *Leben*

## MEIN PERSÖNLICHES TRAUERARBEITS-BUCH

Wirklichkeit annehmen | Erinnerung bewahren
Sinn stiften | Selbstbild stärken

EMF

EIN BUCH DER
EDITION MICHAEL FISCHER

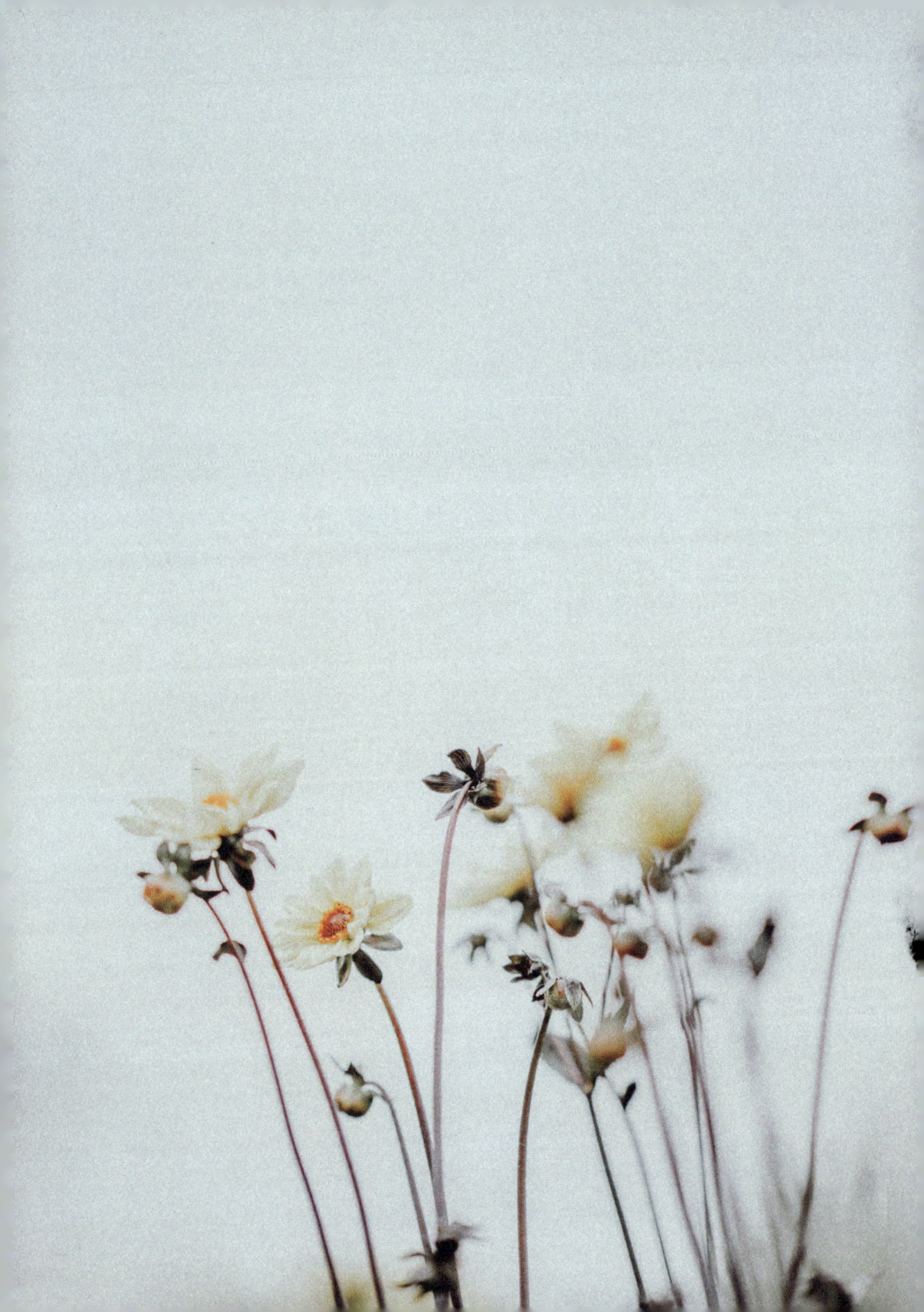

# Vorwort

*Jeder Mensch wird irgendwann in seinem Leben mit dem Tod, der Trauer und dem Verlust eines nahestehenden, geliebten oder wichtigen Menschen konfrontiert. Der Tod schockiert immer, ob erwartet oder unerwartet, führt er doch die eigene Begrenztheit und die Endlichkeit des Lebens vor Augen. Trauernde fühlen sich nicht zuletzt deshalb oft hilflos, ausgeliefert, orientierungslos und wissen nicht, was mit ihnen passiert.*

*Jede Trauer ist anders. Dieses Buch nimmt den Menschen in seiner ureigenen und ganz persönlichen Trauer wahr und stellt ihn in den Mittelpunkt, egal, ob der Verlust gerade erst geschehen ist oder Jahre zurückliegt. Es begleitet einfühlsam durch die individuelle Zeit der Trauer, gibt Impulse zum Nachdenken, Erinnern und Sortieren von Gedanken und gleichzeitig den Raum für widersprüchliche Gefühle. Und es soll Mut machen, innezuhalten und sich mit der eigenen Trauer zu beschäftigen.*

*Das Buch lädt mit lebensbejahendem und hoffnungsvollem Ansatz dazu ein, einen Ausdruck für die Trauer zu finden, eigene Wünsche zu erkennen und den eigenen Weg zu finden – unterstützt durch kreative Anregungen für eine aktive Erinnerungsarbeit, Eintragübungen, Erfahrungsberichte und persönliche Gestaltungsspielräume.*

# Inhalt

# EINLEITUNG

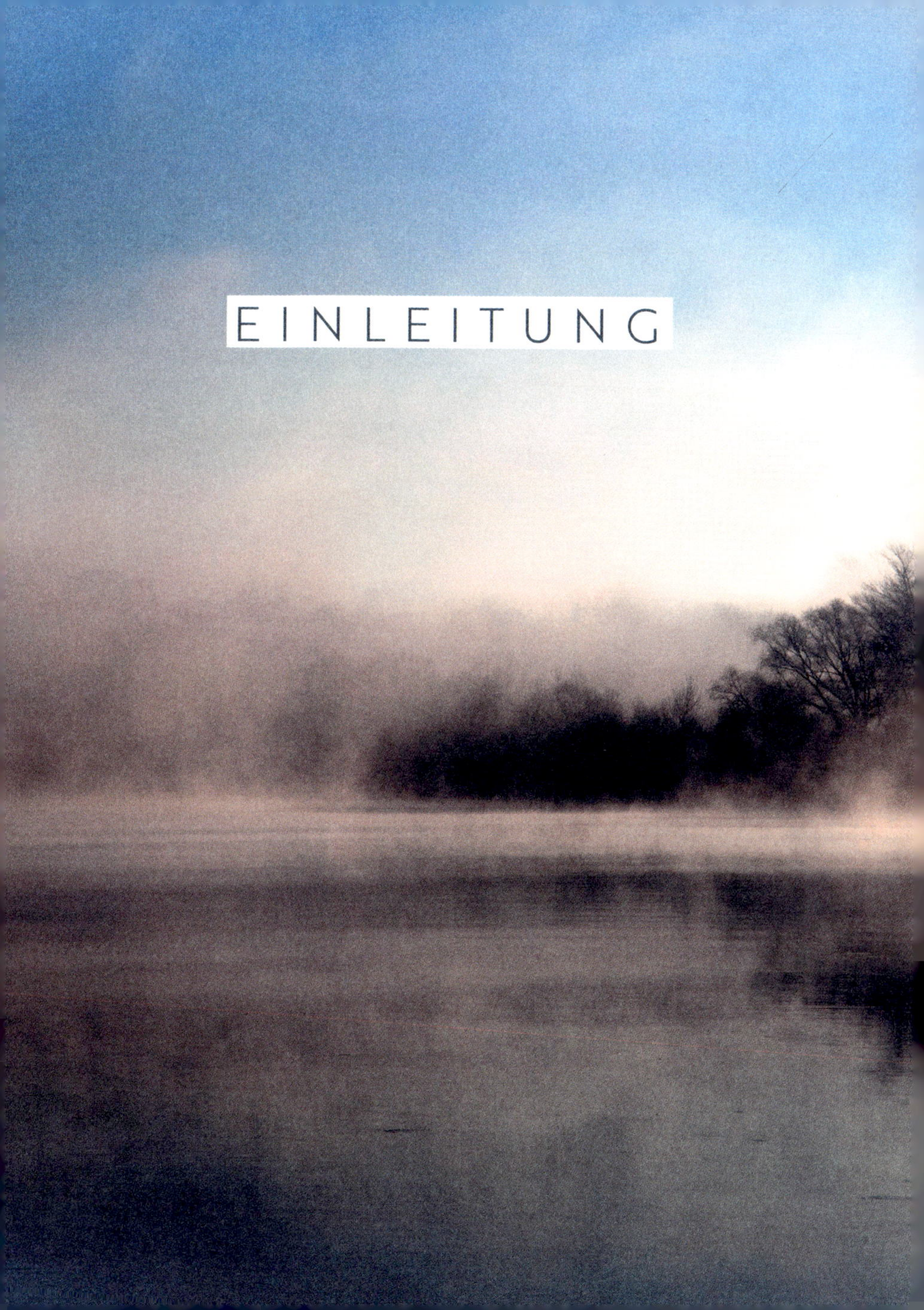

# Zeit der Trauer

***Ein jegliches hat seine Zeit**, und alles Vorhaben unter dem Himmel hat seine Stunde: Geboren werden hat seine Zeit, sterben hat seine Zeit; pflanzen hat seine Zeit, ausreißen, was gepflanzt ist, hat seine Zeit; töten hat seine Zeit, heilen hat seine Zeit; abbrechen hat seine Zeit, bauen hat seine Zeit; **weinen hat seine Zeit**, lachen hat seine Zeit; klagen hat seine Zeit, **tanzen hat seine Zeit**; Steine wegwerfen hat seine Zeit, Steine sammeln hat seine Zeit; herzen hat seine Zeit, aufhören zu herzen hat seine Zeit; suchen hat seine Zeit, verlieren hat seine Zeit; behalten hat seine Zeit, wegwerfen hat seine Zeit; zerreißen hat seine Zeit, zunähen hat seine Zeit; schweigen hat seine Zeit, reden hat seine Zeit; **lieben hat seine Zeit**, hassen hat seine Zeit; Streit hat seine Zeit, Friede hat seine Zeit.*

DER PREDIGER SALOMO (KOHELET)

Trauer gehört zum Leben, sie ist Teil unseres Lebens. Jeder Mensch macht die schmerzliche Erfahrung, dass ihm etwas Liebgewonnenes oder Wertvolles verlorengehen kann. Der Verlust der Gesundheit, der Schönheit, des Arbeitsplatzes, der großen Liebe, vertane Chancen, vergangene Jugend, Trennung, Scheidung, Verlust von Heimat, von Perspektiven und von Sinn. Verlusterfahrungen machen wir vollkommen unabhängig von Alter, Bildung, Geschlecht, Wohlstand oder Religion. Und obwohl Verluste mehrfach durchlitten werden müssen, sind wir immer wieder aufs Neue darüber erschrocken, wollen möglichst wenig damit in Berührung kommen, möchten sie am liebsten abschütteln, verleugnen oder wegschieben.

Nichts verändert das eigene Leben so schlagartig wie der Verlust eines und die Trauer um einen nahestehenden, geliebten oder wichtigen Menschen. Dieses Arbeitsbuch widmet sich der Zeit der Trauer. Es versteht sich nicht als Ratgeber, sondern möchte zum Nachdenken, Nachspüren, Erinnern oder auch Vergessen einladen.

Fragt man mehrere Menschen, wie sie ihre Trauer erleben, dann gibt es die unterschiedlichsten Antworten. Jede Trauer ist anders. Sie ist höchst individuell und wird beeinflusst durch die Todesumstände, die Beziehung zur verstorbenen Person, den Prozessen im eigenen Gefühlsleben, den individuellen Ressourcen, den sozialen Faktoren und der natürlichen Widerstandskraft. Es gibt keine Patentrezepte, Formeln oder Anleitungen, die einen trauernden Menschen verlässlich durch seine Zeit der Trauer führen können.

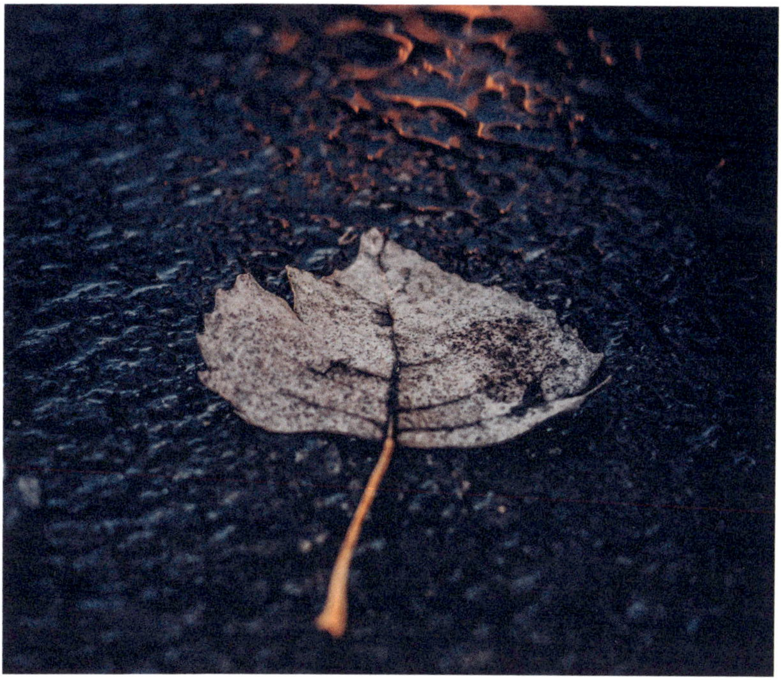

# Trauerforschung

Sigmund Freud beschrieb 1917 erstmals die Trauer und den Trauerprozess. Inzwischen tragen eine ganze Reihe von Verlaufs- und Phasenmodellen zum Verständnis von Trauer bei. Es gibt unter anderen die Phasenmodelle von Elisabeth Kübler-Ross (1973) und Verena Kast (1982) oder »Die Gezeiten der Trauer« bzw. »Trauer erschließen« von Ruthmarijke Smeding (2005). Ein bekanntes Aufgabenmodell wurde von dem Trauerforscher Dr. William J. Worden (2001) entwickelt und ergänzt durch Chris Paul (2011) – Stroebe & Schut (1999) erarbeiteten ein Duales Prozessmodell.

Aber was bedeuten in diesem Zusammenhang Phasen, Prozesse und Verläufe? Sie wecken womöglich den Anschein, dass verschiedene Abschnitte, die aufeinander aufbauen, durchlebt werden müssen, damit sie in sich abgeschlossen werden können. Doch das ist mit Phasen und Verläufen nicht gemeint. Alle diese Konzepte sind weder allgemeingültig zu verstehen (im Sinne von »Das trifft bei jedem zu« oder »Das ist so«), noch haben sie einen grundsätzlichen Charakter (»So soll es sein«, »So trauert man richtig«). Stattdessen herrscht ein großes, manchmal unübersichtliches Durcheinander verschiedenster Prozesse, die sich innerhalb kürzester Zeit verändern können.

Dieses Arbeitsbuch orientiert sich an dem Aufgabenmodell von Dr. William J. Worden, den »Gezeiten der Trauer/Trauer erschließen« von Ruthmarijke Smeding und dem Dualen Prozessmodell. Dabei sind die »Traueraufgaben« nicht als Aufgaben zu verstehen, die erfüllt werden müssen. Sie bieten vielmehr den Raum und die Möglichkeit, den inneren und äußeren Prozessen der eigenen Trauer nahezukommen.

# Hilfsangebote

Für alle Trauernden gibt es Hilfsangebote und Beratungsstellen. Viele Hospizdienste und kirchliche Einrichtungen, aber auch Bestattungsunternehmen bieten Trauergruppen oder persönliche Trauerbegleitungen an. Es gibt die Seelsorge oder auch die Telefonseelsorge, die in vertraulichen Gesprächen zur Seite stehen – genau wie therapeutische Angebote, die auf Trauer spezialisiert sind.

## Trauer ARBEIT

Dieses Arbeitsbuch schaut mit Ihnen gemeinsam in die verschiedenen Bereiche der Trauer hinein. Dabei bestimmen Sie, in welchem Tempo und in welchem Rhythmus Sie vorgehen möchten. Es kann Bereiche geben, die überhaupt nicht auf Sie zutreffen und andere, die Sie gerne wiederholen möchten. Es können Kapitel übersprungen oder ganz ausgelassen werden. Es muss nicht zwingend chronologisch vorgegangen werden, sondern Sie dürfen dorthin schauen, wo es sie hinzieht. Trauer braucht seine Zeit, genau wie die Lektüre und Bearbeitung dieses Buches ihre Zeit brauchen werden. Folgen Sie Ihrem Gespür, es wird Ihnen zeigen, was Ihnen guttut und, was für Sie nicht von Bedeutung ist.



## Erschwerte TRAUER

Es gibt einen natürlichen Trauerverlauf, aber auch so etwas wie erschwerte Trauerprozesse. Dann verharren Trauernde in ihren intensiven Trauergefühlen, und es sind keine Zeichen von Veränderung wahrnehmbar. Erschwerte Trauer kann vielfältige Gründe haben. Sie kann mit den Umständen des Todes oder der eigenen Lebenssituation zusammenhängen. Es gibt Beratungsstellen und therapeutische Angebote für Trauende, die auf diese komplizierten Trauerverläufe spezialisiert sind und in Anspruch genommen werden können.

# WAS IST GESCHEHEN?

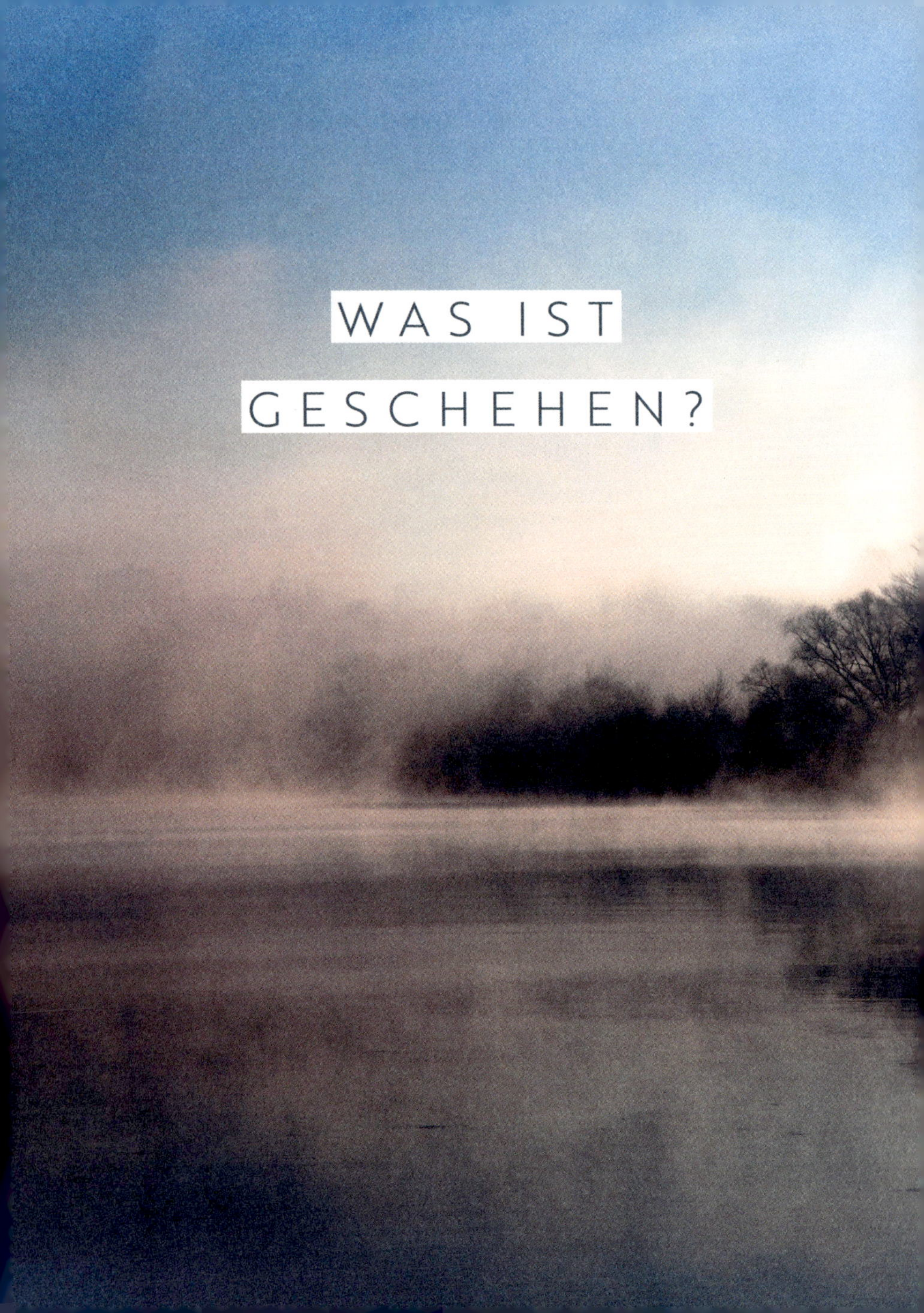

# Schonraum

***Eines Morgens** wachst du nicht mehr auf.*
*Die Vögel singen, wie sie gestern sangen.*
*Nichts ändert diesen neuen Tagesablauf.*
*Nur du bist **fortgegangen**.*
***Du bist nun frei** und unsere Tränen*
*wünschen dir Glück.*

JOHANN WOLFGANG VON GOETHE



Der Verlust eines nahestehenden, geliebten oder wichtigen Menschen ist ein fundamentaler Einschnitt. Während es bei anderen Verlusten noch Hoffnung auf einen Neubeginn gibt, so ist der Tod eines Menschen unwiderruflich. Eine Rückkehr ist unmöglich. Es wird »nie wieder« ein Wiedersehen geben, »nie wieder« eine ersehnte Berührung, »nie wieder« ein letztes Gespräch. Das ist eine der bittersten Erfahrungen.

Die Nachricht des Todes, ob erwartet oder unerwartet, erschüttert. Der Trauernde hat die Möglichkeit, sich schrittweise und im eigenen Tempo an die unumstößliche Tatsache heranzutasten, das Unaushaltbare vorläufig aushaltbar zu machen. Manchmal braucht es eine langsame Annäherung. Den Tod zuerst stückweise zu akzeptieren, bietet einen seelischen Schonraum, um den Verlust später in seinem ganzen Ausmaß zu verkraften.

# Schreiben & Erzählen

*Wie haben Sie die Nachricht vom Tod oder den Moment des Todes erlebt?*

Erschreckend

*Wie erging es Ihnen auf der Beerdigungsfeier?*

*Gab es besondere Begebenheiten, mit denen Sie nicht gerechnet hätten?*

*Gab es Menschen, die Ihnen beigestanden haben, oder mussten sie alles alleine bewältigen?*

# Innehalten

In den ersten Tagen und Wochen nach einem Verlust fühlen sich Trauernde oft wie aus der Zeit gefallen. Nicht nur die innere Welt gerät ins Wanken, auch die äußere. Das Gefühl, sich in der Welt aufgehoben zu fühlen und sich an ihren bekannten Strukturen orientieren zu können, kann in der ersten Phase der Trauer verlorengehen. Durch einen verschobenen Tag- und Nachtrhythmus wird dies oft noch verstärkt. Wenn der Schlaf in der Nacht nicht kommen mag, holt sich der Körper am Tag seine Ruhe. Alltagsstrukturen lösen sich vorübergehend auf, und so verändert sich das persönliche Gefühl für die Zeit. Stunden vergehen langsamer oder schneller. Dinge, die früher schnell erledigt waren, brauchen nun Zeit.

Der Stress, den der Verlust eines Menschen bedeutet, hat sowohl psychische wie auch physische Auswirkungen.



So kann der Körper neben Schlaflosigkeit auch mit Appetitmangel reagieren. Ebenso tut sich das Gedächtnis schwer, mit gewohnter Leistung zu arbeiten, sodass Dinge vergessen werden oder räumliche Orientierung plötzlich schwerfällt. Das darf sein. Und hat seinen Sinn.

Der Tod verändert das Sein in einer Wucht, die ein normales Weiterleben zuweilen vorerst nicht möglich macht. Das Leben ist endlich, wir wissen das und verdrängen es doch zumeist so gut es geht. Deshalb sind wir sehr ungeübt, und wenn es dazu kommt, oft hilflos im Umgang mit dem Tod. Das Leben verlangt plötzlich ein An- und Innehalten. Was ist geschehen? Das Ankommen im Jetzt, in der neuen veränderten Situation braucht seinen Raum.

## Trauernde erzählen

*»Du bist nicht mehr da ... ich frage mich, wie soll ich es schaffen? Ich fühle mich wie im Nebel ... so unwirklich diese Welt um mich herum. Bei der Arbeit geht es ... sie fragen, wie geht es ihrer Frau? – Sehr gut! Alles in Ordnung.*
*Es kommt nicht an bei mir, dass du nicht mehr da bist, wenn ich am Abend nach Hause komme.«*

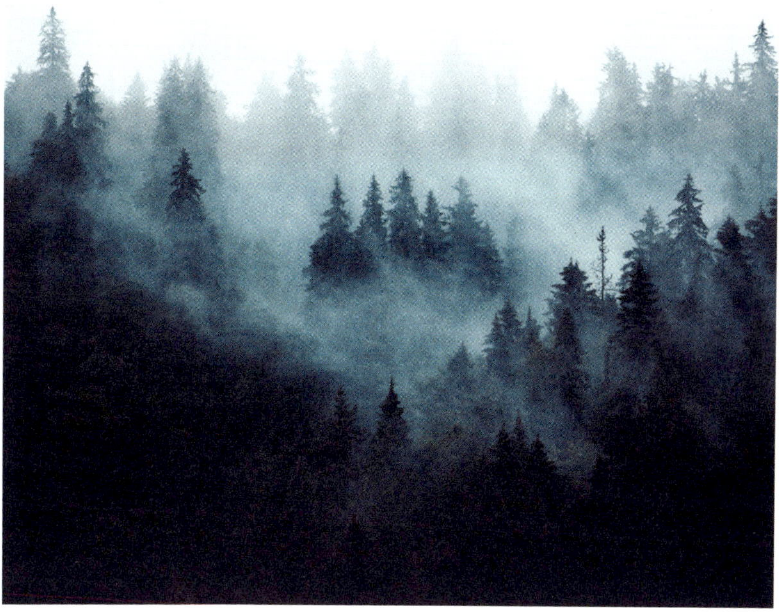

# »Wiederkäuen DER SEELE«

Für viele Trauernde kann das Erzählen dabei helfen, das Unfassbare zu begreifen – wieder und wieder erzählen, über den Verstorbenen, die Umstände des Todes und die veränderte Situation, damit auch die Seele erfassen kann. Möglicherweise gibt es aber auch eine Zeit, in der man nicht reden möchte. Vielleicht weil man auf die gut gemeinte Frage, wie es einem geht, nicht zu antworten weiß. Oder weil man die Erfahrung gemacht hat, dass das Erzählen einen noch tiefer in eine traurige Stimmung hineingetragen hat.

Eine andere Möglichkeit, das Geschehen zu erfassen, ist, Ihrem Erleben in Textform einen Ausdruck zu geben. Dabei entscheidet allein Ihr Gefühl, wie Sie sich diesem Ausdruck nähern wollen. Ob es eine Beschreibung der letzten Tage sein soll – die Todesstunde, das Erleben der Todesnachricht – oder einer Erinnerung mit dem Verstorbenen, die Ihnen gerade präsent ist. Sich auf diesen Prozess einzulassen, braucht jedoch Mut und kann sehr schmerzlich sein, da Sie sich der Wirklichkeit nähern.



## TRAUER foren

Im Internet findet man Trauer-Foren, in denen sich Trauernde in verschiedenen Formen austauschen können. Man kann in einem Tagebuch für sich schreiben, in einem Forum in einen direkten Austausch mit anderen Trauernden gehen und gleichzeitig über die Erfahrungen anderer lesen. Beispiele sind:

**www.trauer-verlust-forum.de**
**www.forum.aspetos.com**
**www.verwitwet-forum.de**
**www.cafe-memoire.de/trauerforum**

# Schreiben & Erzählen

*Konnten Sie vom Verstorbenen persönlich Abschied nehmen? Und wenn ja, wie erlebten Sie diesen Moment?*

........................................................................................................................................

........................................................................................................................................

........................................................................................................................................

........................................................................................................................................

*Sind die Umstände des Todes für Sie hinreichend geklärt? Verspüren Sie das Bedürfnis, bei Menschen, die mehr wissen könnten als Sie, wie Pflegepersonal, Ärzten, Polizei, nachzufragen? Wo und wie wäre das für Sie denkbar?*

........................................................................................................................................

........................................................................................................................................

........................................................................................................................................

........................................................................................................................................

*Was möchte in Ihnen einen Ausdruck finden?*

........................................................................................................................................

........................................................................................................................................

........................................................................................................................................

........................................................................................................................................

# Klärung

Nicht immer geschieht der Tod so, dass im Vorfeld alles geregelt werden, und ein Abschied in Harmonie erfolgen konnte. Manchmal bleibt mit dem Verstorbenen selbst etwas ungeklärt.

Gerade die Zeit vor dem Sterben kann eine sehr fordernde Zeit für die Beteiligten gewesen sein, die zu Irritationen, Streit oder Unmut geführt haben kann. In dem gemeinsamen Gefühl der Überforderung werden sich nahe Menschen zuweilen fremd. Ein böses Wort oder ein offenes Geheimnis, das nicht mehr geklärt wurde, kann nun in der Zeit der Trauer sehr belasten.

Eine Möglichkeit, in Nachsicht mit sich und dem Verstorbenen umzugehen, ist das Schreiben eines Briefes an den Verstorbenen, in dem all das formuliert werden kann, was zur Klärung und Versöhnung beiträgt.



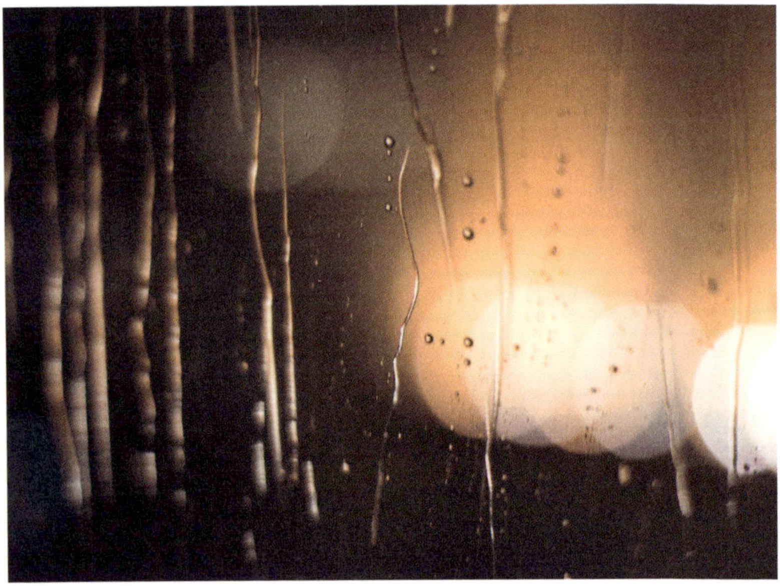

# Schreiben & Erzählen

Brief an Ihren Verstorbenen

# Erinnern

*Die **Sonne** scheint noch immer,
die **Vögel** zwitschern noch.
Aber etwas sehr **Wichtiges** hat sich
für immer verändert.*

SIR PETER USTINOV



Unsere Erinnerungen sind kleine Unikate, die uns Zeitreisen ermöglichen. Sie sind Teil unserer individuellen Geschichte. Die Fähigkeit des Erinnerns erlaubt uns, mit zeitlichem und emotionalem Abstand noch einmal auf uns selbst und auf das Geschehene zu schauen.

Es gibt eine Vielzahl von Möglichkeiten, Erinnerungen kreativ zu gestalten und ihnen einen angemessenen Platz zu geben. Individuelle Gedenksteine, Erinnerungsstücke aus persönlichen Dingen des Verstorbenen, Fotografien und Fotoalben oder auch das Aufräumen von Hinterlassenschaften.

In der Anfangsphase der Trauer ist häufig viel innere Unruhe. Wir werden von starken Eindrücken erschüttert und es fällt schwer, ruhige Momente zu finden. Das ist vielleicht kein günstiger Zeitpunkt, um eine Zeitreise in die Vergangenheit anzutreten.

Das persönliche Erinnern muss nicht die wahre Geschichte sein, es ist vor allem der eigene Blickwinkel auf das Geschehene, eine sehr persönliche und intime Sache. Erinnerungsarbeit ist ein Kaleidoskop aus Perspektiven und durchzieht den ganzen Trauerprozess. Es ist ein lebendiger und sich verändernder Prozess, der auch das Vergessen miteinschließt.

# Schreiben & Erzählen

Welche Gegenstände erzählen für Sie besondere Geschichten über den Verstorbenen?

Gibt es Dinge, die Sie als Andenken in Ehren halten wollen?

## Schreiben & Gestalten

*Gibt es Lieblingsfotos oder besondere Erinnerungsbilder, Briefe oder aufbewahrte Kinderbilder?*

*Wie würden Sie den Charakter des Verstorbenen beschreiben?*

flexibel

abgeklärt scheu

altmodisch widerstandsfähig

ehrlich dominant selbstbewusst

konservativ verbohrt loyal organisiert

disziplinert

konfliktfähig charmant kritisch

fair optimistisch sorgfältig freimütig

unzufrieden

empfindsam kommunikativ

intolerant

eigenbrötlerisch

besonnen modern hilfsbereit zuverlässig

offen

innovativ lernbereit gründlich gewissenhaft

geduldig sportlich kreativ freundlich

dünnhäutig wissbegierig

empathisch

aufbrausend

zurückhaltend

gesellig

# Schreiben & Erzählen

Was waren die Stärken des Verstorbenen? Gibt es Geschichten dazu?

Was waren seine Schwächen?

*Was waren die Kraftquellen des verstorbenen Menschen? Was war für sie/ ihn wichtig? War sie/er mit seinem/ihrem Leben zufrieden?*

..............................................................................................................................

..............................................................................................................................

..............................................................................................................................

..............................................................................................................................

..............................................................................................................................

..............................................................................................................................

..............................................................................................................................

*Worüber haben Sie sich häufig gemeinsam unterhalten?*

..............................................................................................................................

..............................................................................................................................

..............................................................................................................................

..............................................................................................................................

..............................................................................................................................

..............................................................................................................................

..............................................................................................................................

# Schreiben & Erzählen

*Worüber haben Sie miteinander gelacht?*

*Woran erinnern Sie sich am liebsten?*

*In welchen Momenten haben Sie den Verstorbenen am stärksten gespürt?*

*Worüber haben Sie beide geschwiegen? Welche Dinge wurden vielleicht nicht aus- oder angesprochen?*

*Worin haben Sie sich unterschieden?*

# Vergessen

Erinnerungen können sich verändern. Einige erinnerte Bilder bleiben in ihrer Klarheit bestehen, andere verlieren mit der Zeit an Leuchtkraft, Farbigkeit und Kontur.

Das Vergessen wird häufig als Schwäche, als ein Zeichen der Unzuverlässigkeit oder Treulosigkeit bewertet. Es ist gesellschaftlich und moralisch eher negativ besetzt.

Dabei kann das Vergessen überlebensnotwendig sein. Es hilft uns, das Unwesentliche vom Wesentlichen zu trennen. Die Erinnerung braucht das Vergessen, um sich auf das Wichtige konzentrieren zu können.

Es kann belastende Erinnerungen mit bedrohlichen Momenten geben. Ereignisse, die man während eines Krankheitsverlaufes mitansehen musste. Mitzuerleben, wie sich das Wesen eines geliebten Menschen verändert. Bilder, die sich im Kopf und in der Seele festgesetzt haben und sich immer wieder in den Vordergrund drängen können.



## Trauende erzählen

*»Die ganzen Bilder der Krankheit springen mich an, Bilder von den schweren Zeiten. Es sind wie in meine Erinnerung eingebrannte Momente, sie kommen immer wieder hoch, komplett unvorbereitet. Bilder von ihrer Krankheit, dem Krankenhausaufenthalt, dem Tag der Diagnose und ihrem zunehmenden Verfall. Bilder von der letzten Zeit im Hospiz; Sätze, die sie gesagt hat; ihre Verzweiflung. Und das Bild, wie sie alleine im Flur steht.«*

# Schreiben & Erzählen

Gibt es Dinge, Ereignisse oder Bilder, die Sie gerne vergessen möchten?

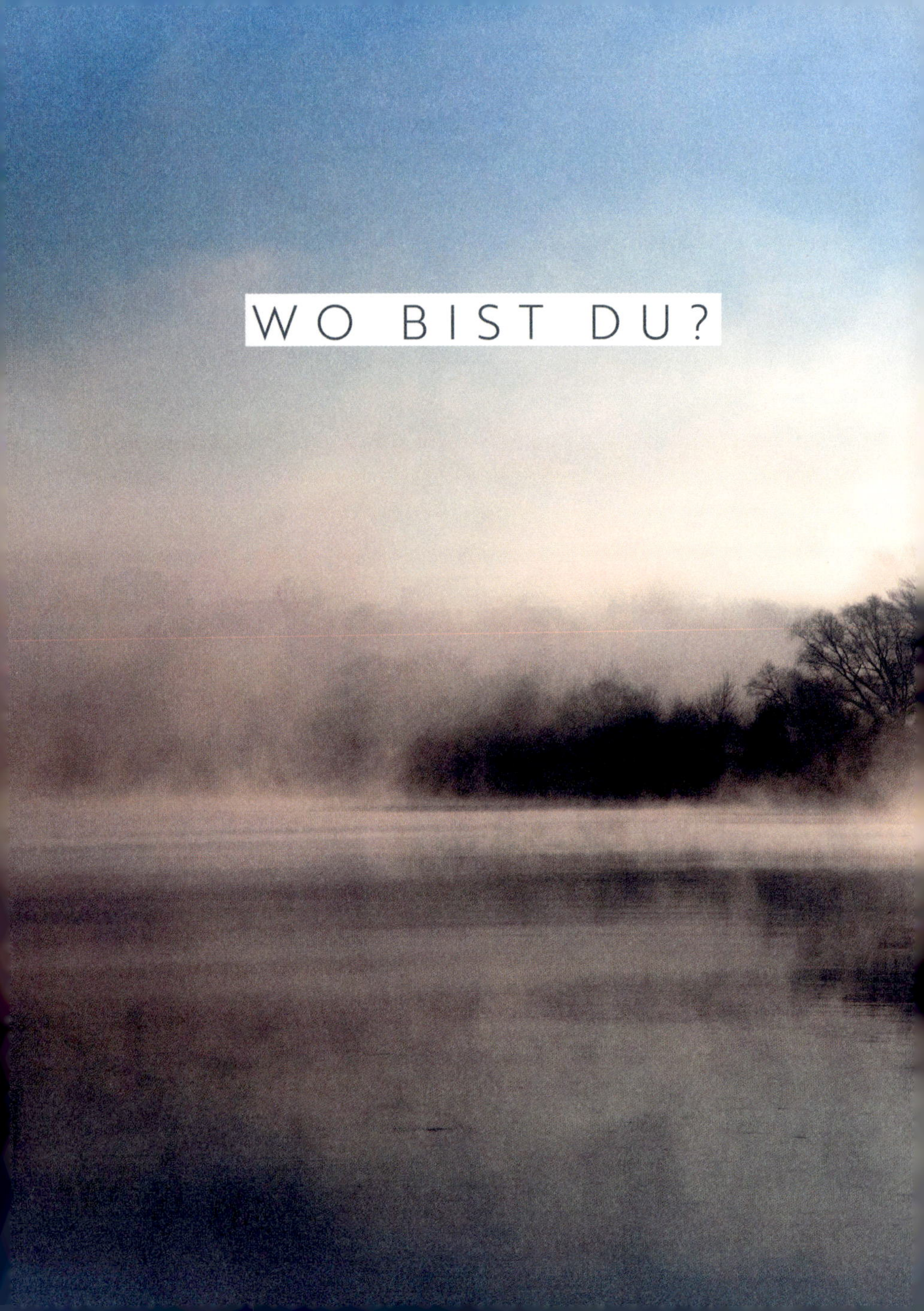
WO BIST DU?

# Wohin?

*Unsere Toten sind* ***nicht abwesend****,*
*sie sind nur unsichtbar.*
*Sie schauen mit ihren* ***Augen voller Licht***
*in unsere* ***Augen voller Tränen****.*

AUGUSTINUS

Die Frage »Wo bist du?« kann uns nach dem Tod eines nahen Menschen sehr eindringlich beschäftigen.
Der Verstorbene, der eben noch da war, ist verschwunden, nicht mehr existent. Der tote Körper, den man vielleicht noch sehen konnte, wurde beerdigt. Vielleicht haftet der Geruch des Toten noch in seiner Kleidung, bis auch dieser verfliegt. Wo ist sie/er hin?

Früher gab die Religion klare Bilder von einem Leben nach dem Tod. Das Jenseits spielte schon im Diesseits eine größere Rolle als das irdische Leben. Damit waren feste Vorstellungen verbunden, wo sich die Toten befanden. Der Trauernde fand Orientierung und hatte das Himmelreich, an das er sich wenden konnte, um mit dem Verstorbenen im Kontakt zu bleiben.
Wohin sollen wir uns heute wenden, wo nicht mehr jeder Trauernde an eine Jenseits-Vorstellung glauben kann und diese als tröstlich empfindet?

# Schreiben & Erzählen

*Was bedeutet »tot sein« für Sie?*

*Welche Bilder haben Sie von ihrem/seinen Tod?*

*Haben Sie eine Vorstellung davon, was nach dem Tod kommen könnte?*

## Trauende erzählen

*»Manchmal lege ich mich auf eine Wiese und schaue in den Himmel … ob du wohl dort bist? Ach, so richtig glaube ich ja nicht daran, aber es ist eine schöne Vorstellung … dass ihr alle euch da oben gefunden habt und nun auf uns herabschaut … wer weiß das schon!«*

Zweifel bleiben. Niemand weiß, was nach dem Tod kommt. Vielleicht können die Zweifel uns einladen, eigene Vorstellungen in uns zu bewegen. Wo es keine Gewissheit gibt, bleibt Raum.

Viele Trauernde berichten von mystischen Erscheinungen nach dem Tod eines nahen Menschen. Sie erleben Kontakte zu den Verstorbenen, unerklärliche Begegnungen oder Zufälle, die keine sein können. Dies kann als tröstlich, aber auch als verwirrend empfunden werden. Manch einer hat sogar Angst, verrückt zu werden.

Nahe am Tod verändert sich die Wahrnehmung für die Welt. Es scheint, als hätte man einen anderen Zugang, auch zu anderen Sphären unseres Seins. Vielleicht ist es ein Gefühl oder eine Ahnung, verbunden mit einer kaum fassbaren Gewissheit, dass etwas da ist oder einen Hinweis schickt. Dieses zu erfassen, kann uns schwerfallen, da unser Denken auf das ausgerichtet ist, was greifbar und beweisbar ist. Mystische Erfahrungen entstammen einer anderen Seite unseres Seins, und häufig verwenden sie die Sprache der Symbole.

Zuweilen werden Tiere, z.B. Vögel wahrgenommen, die sich auffällig häufig am Küchenfenster zeigen. Oder Wolkenbilder werden durch ihre Formen Botschaften darüber, wohin der Verstorbene gegangen ist. Oder der Lieblingssessel eines Toten wird vom Spiel des Sonnenlichts durch Glas in bunte Regenbogenfarben gehüllt.

## Trauende erzählen

*»Erst einen Tag später sah ich auch ihn, seine Seele oder wie immer man das nennen möchte, bei mir in meiner Wohnung. Und obwohl ich ein rationaler Mensch bin, stand ich nicht auf, um die Ursache für diese Erscheinung zu suchen. In mir war ganz unvermittelt eine tiefe Ruhe für diesen Moment, ein Staunen, aber auch die Erkenntnis, dass es so sein soll, und er sich ein letztes Mal zeigt. Nur eine Zehntelsekunde dachte ich, es würde brennen. Sofort setzte die Gewissheit ein, dass er das ist, ein Vorbeihuschen, keine Spur von Zweifel.«*

# Nahtod-Erlebnisse

*Ich bin von Euch gegangen,*
*nur für einen* ***kurzen Augenblick*** *und*
***gar nicht weit****.*
*Wenn Ihr dahin kommt, wo ich jetzt bin,*
*werdet Ihr Euch fragen,*
*warum Ihr geweint habt.*

LAO TSE



Eine Möglichkeit, um der Frage »Wo bist du?« näherzukommen, ist es, auf die Erlebnisse von Menschen zu schauen, die bereits als klinisch tot galten und dann ins Leben zurückkehrten.

Nahtod-Erlebnisse sind kein neues Phänomen. Es gab sie zu allen Zeiten und in allen Kulturen, die älteste Überlieferung stammt aus dem babylonischen Gilgamesch-Epos, eine der ältesten überlieferten Dichtungen etwa 2000 v. Chr.. Auch das ägyptische Totenbuch etwa 1600 v. Chr. und das Tibetische Totenbuch etwa 800 n. Chr. enthalten Darstellungen, die auf Nahtod-Erfahrungen hindeuten.

Auch in unserer Zeit hören wir immer wieder Berichte von Personen, deren Tod aus medizinischer Sicht eingetreten war, und die nach einer erfolgreichen Wiederbelebung über Erlebnisse außerhalb ihres Körpers berichten konnten. Der amerikanische Psychiater und Philosoph Raymond Moody sammelte Hunderte dieser Berichte zu »Sterbeerlebnissen«. Die Beschreibungen der Menschen ähneln sich dabei sehr: Oft tritt man aus dem Körper heraus und hat das Gefühl, über dem eigenen Körper zu schweben. Von dort aus wird das Geschehen beobachtet. Immer wieder wird auch von einem Tunnel berichtet, an dessen Ende ein Licht erstrahlt und der durchschritten wird. Viele erfahren einen Rückblick auf das eigene Leben, in Form eines Lebensfilms, der an ihnen vorbeiläuft.

Oft wird von Begegnungen mit bereits verstorbenen Verwandten oder übernatürlichen Gestalten berichtet, die den Betreffenden abholen. Begleitet werden diese Erfahrungen von starken Gefühlen der Glückseligkeit, des Friedens und der Freude.

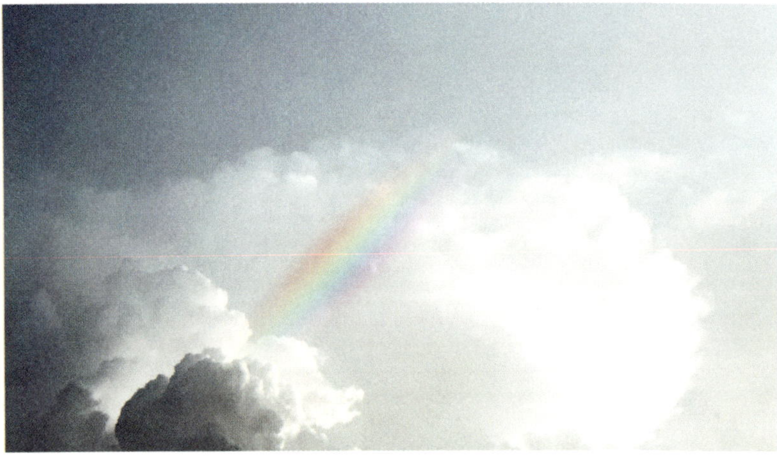

*Als der **Regenbogen** verblasste,*
*kam der **Albatros** und trug mich mit **sanften Schwingen** weit über die sieben Weltmeere.*
*Behutsam setzte er mich an den **Rand des Lichts**.*
*Ich trat hinein und fühlte mich geborgen.*

(VERFASSER UNBEKANNT)

## Schreiben & Gestalten

*Gibt es ein Bild in Ihnen, wo sich der Verstorbene nun befindet?*
*Wenn ja, wie sieht es aus?*

# Ruhestätten

*Es gibt **Berge**,
über die man hinüber muss, sonst geht
der **Weg** nicht weiter.*

LUDWIG THOMA

Die letzte Ruhestätte ist ein Ort des Gedenkens. Viele Menschen verbinden mit diesem Ort den Friedhof. Friedhöfe sind nicht nur letzte Ruhestätten für unsere Verstorbenen, sondern können auch ein Begegnungsort für die Hinterbliebenen und eine grüne Oase der Ruhe für Erholungsbedürftige sein. Nicht nur im christlichen Glauben ist das Grab ein zentraler Bestandteil. Früher gab es festgelegte Beerdigungszeremonien mit aufwendigen Familiengräbern, die für die Ewigkeit gedacht waren. Trauer war eine gesellschaftliche Angelegenheit, durch Trauerbekundungen präsentierte man sich als Gemeinschaft. Das Grab war weniger eine Einrichtung für den Toten als für die Hinterbliebenen.

Eine Ruhestätte auf einem Friedhof kann ein Ort des Gedenkens sein, der Ihnen guttut und Ihrem Bedürfnis nach Nähe entspricht. Es können aber auch ganz widersprüchliche Gefühle der Grabstätte entgegengebracht werden.

## Trauende erzählen

*»Ich fahre oft zum Friedhof, egal wie das Wetter ist, ich kann ihn gut mit dem Auto erreichen. Ich finde dort Frieden, gerade wenn ich auf Fragen keine Antwort weiß. Dann höre ich ganz deutlich, dass mein Mann mir Mut zuspricht. Immer wieder sagt er: ›Du brauchst dir keine Sorgen machen.‹ Das sagen mir auch meine Eltern, die dort liegen, und sogar meine Großeltern.«*

Heute gibt es für die letzte Ruhestätte vielfältige Möglichkeiten. Neben der herkömmlichen Grabstätte gibt es Friedwälder, Baumbestattungen, Seebestattungen, Urnenbeisetzungen, die Möglichkeit der Anonymen Bestattung bis hin zu Gedenkportalen im Internet, die ausschließlich dafür da sind, den verstorbenen Menschen in Erinnerung zu behalten.



## Trauende erzählen

*»In den Ferien sind wir immer mit den Kindern zum Meer gefahren, haben Strandgut, Muscheln und Bernsteine gesammelt. Unsere ganze Wohnung ist voll davon, jedes Fundstück hat eine eigene Geschichte. Für meinen Mann hat es nach der Trauerfeier eine Seebestattung gegeben. Ich weiß ungefähr die Koordinaten, wo die Asche meines Mannes ins Meer gestreut wurde. Wenn ich ihm nah sein möchte, dann fahre ich an einen Ort am Meer, wo wir oft gewesen sind.«*

# Schreiben & Erzählen

*Wie geht es Ihnen, wenn Sie die Grabstätte des Verstorbenen besuchen?*

*Wie wünschen Sie sich Ihre letzte Grabstätte?*

## Trauende erzählen

*»Schon die Fahrt zum Grab meiner Tochter fällt mir schwer. Der Weg dorthin erinnert mich an so viele gemeinsame Stunden, und ich spüre ihre Abwesenheit, ich vermisse sie so. Wenn ich ihren Grabstein sehe, dann ist das so endgültig. Nach dem Besuch am Grab bin ich richtig zusammengeklappt. Konnte stundenlang nichts tun, war wie erstarrt.«*

# Der Trauer EINE HEIMAT GEBEN

Persönliche Gedenkorte sind individuelle und ganz private Orte des Gedenkens, des Erinnerns und des Gesprächs. Orte, an denen Sie eine wohltuende Verbundenheit erleben und sich auf sich selbst besinnen können. Gemeinsame Lieblingsorte oder Lieblingswege, gemeinsame Spaziergänge, eine Bank, ein oft besuchtes Café oder auch Musik, verbindende Kunstwerke oder ein besonderer Gegenstand. Persönliche Gedenkorte können auch Orte oder Dinge sein, die Sie als Trauernder ganz neu für sich entdecken möchten. Orte, zu denen Sie sich hingezogen fühlen, oder bei denen sie ein inneres Verlangen spüren, dort zu sein.

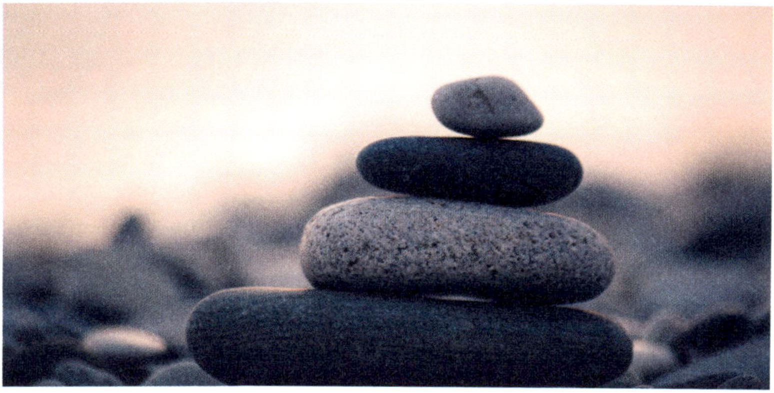

# Schreiben & Erzählen

An welchen Orten haben Sie gerne gemeinsame Zeit verbracht?

An welche Begebenheiten erinnern Sie sich am liebsten?

*Wie sehen Ihre gemeinsamen Lieblingsplätze aus?*

*Wie sieht ein Ort aus, an dem Sie sich besonders wohlfühlen?*

# Schreiben & Erzählen

*Gibt es einen Ort, den Sie gerne besuchen möchten? Wie sieht er aus?*

*Wie würden Sie Ihren persönlichen Erinnerungsort beschreiben?*

# DAS *Gedenken*

*Es sind die Lebenden,*
*die den **Toten** die **Augen schließen**.*
*Es sind die Toten,*
*die den **Lebenden** die **Augen öffnen**.*

SLAWISCHES SPRICHWORT

Früher gab es bei uns eine Vielzahl von rituellen Totengedenken, die den Hinterbliebenen mit seiner Trauer öffentlich sichtbar gemacht haben. Viele dieser Rituale hatten ihren Ursprung in der christlichen Tradition. Zu diesen Totengedenken gehörten die letzte Waschung, das Begräbnis, Traueranzeigen und Kondolenzbesuche, die Trauerkleidung und das Trauerjahr, der Totensonntag, Allerseelen und das Sechswochenamt.



In anderen Kulturen haben bis heute gesellschaftliche Totenkulte und Totengedenken eine hohe Bedeutung, sie sind ein Zeichen der Zusammengehörigkeit mit den Ahnen. Das gemeinsame Gedenken an die Toten hat im Alltag einen festen Platz. Die mexikanische Trauerkultur zeichnet sich beispielsweise dadurch aus, dass die Toten im Jahresverlauf für eine bestimmte Zeit im Mittelpunkt stehen. Bei dem Fest »Dia de los Muertos« werden in den Familien Hausaltäre aufgebaut und den Verstorbenen ihre Lieblingsspeisen angeboten. Die Menschen stellen Bilder auf, die Wege von den Friedhöfen zu den Häusern werden geschmückt. Die Seelen sollen so den richtigen Weg geleitet bekommen, sie sollen wieder nach Hause finden können. Man feiert auf den Friedhöfen, trifft sich dort zum Essen und Trinken. Das Fest ist sehr bunt mit farbenfroher Kleidung und schillerndem Schmuck.

In unserem Kulturkreis ist Trauer auf der einen Seite zunehmend eine private Angelegenheit geworden. Es gibt nur noch wenig Raum, an dem wir in unserer Trauer öffentlich wahrgenommen werden. Auf der anderen Seite entstehen immer mehr Angebote für Trauernde. Es gibt unterschiedlichste Trauergruppen, gemeinsame Traueressen, Trauerwanderungen und Trauerreisen oder offene Trauercafés. Die Gespräche sind respektvoll und vertraulich, das Zuhören ist genauso wichtig wie das Sprechen, es darf geweint und gelacht werden, und jeder kann sich mit seinen eigenen Erfahrungen und Bedürfnissen einbringen.

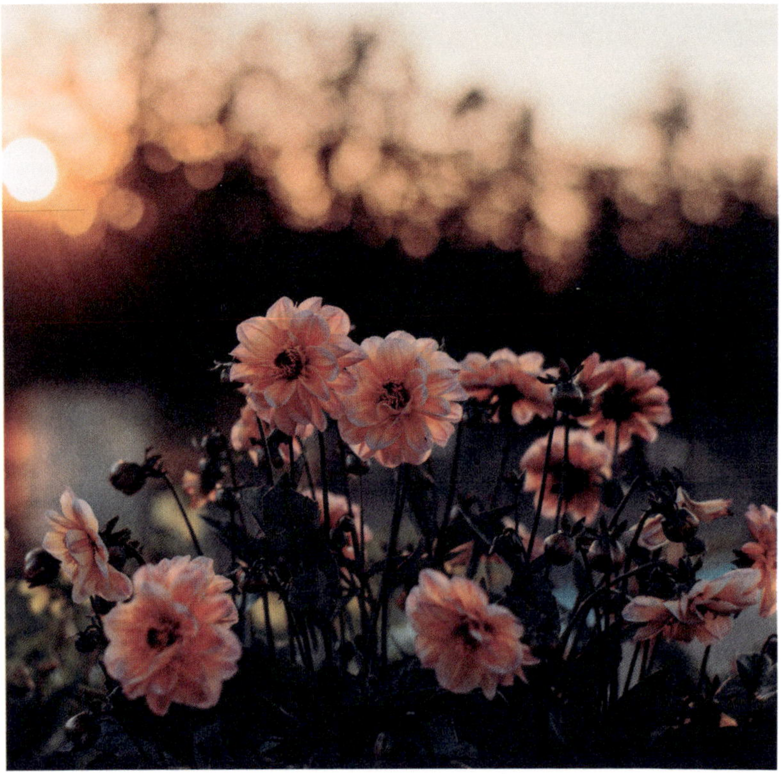

*Wo finden Sie unterstützende Begegnungen?*

## RITUALE UND *Gewohnheiten*

Rituale begleiten unser Leben. Zum Teil bewusst, indem wir auf bewährte formelle, zumeist kulturell eingebundene Handlungen zugreifen. Diese können religiöser oder weltlicher Natur sein.
Und es gibt persönliche sich wiederholende Handlungsweisen, die oft unbewusst ablaufen und unseren Alltag durchziehen.
Gerade in Krisenzeiten, in denen der veränderte Alltag überfordert, kann das Festhalten an Gewohnheiten eine stabilisierende Funktion haben. Sich der Gewohnheiten bewusst zu werden, ist ein erster Schritt, um die Lebensbasis zu stärken und das Vertrauen in die bestehenden Verhältnisse wiederherzustellen.

# Schreiben & Erzählen

*Wann stehen Sie für gewöhnlich auf? Was tun Sie direkt nach dem Aufwachen?*

*Haben Sie einen Lieblingsort für den ersten Tee oder Kaffee am Morgen? Wo ist er?*

*Wonach suchen Sie Ihre Kleidungsstücke für den Tag aus?*

*Wie gestalten Sie den Abend?*

........................................................................................................................

........................................................................................................................

........................................................................................................................

........................................................................................................................

*Was tun Sie die letzte halbe Stunde vor dem Schlafengehen?*

........................................................................................................................

........................................................................................................................

........................................................................................................................

........................................................................................................................

## Trauende erzählen

*»Am Abend habe ich mir angewöhnt, bei Dunkelheit die weißen Vorhänge vor die dunklen Fenster zu ziehen und alle Lampen anzumachen. Vor dem Schlafengehen trinke ich aus seinem Becher eine heiße Milch mit Honig, das beruhigt mich.«*

# Neue Rituale SCHAFFEN

Vielleicht gab es Rituale, die Sie mit dem Verstorbenen teilten. An diesen Stellen könnte das Vermissen besonders spürbar sein. Sie können sich bewusst neue, eigene Rituale für den Tag schaffen, die zu Ankerpunkten in Ihrem Leben werden können, da sie den Tag strukturieren und in ihrer Verlässlichkeit Halt und Erdung versprechen.
Was tut Ihnen gut? Worauf freuen Sie sich? Welche Momente sind mit angenehmen Empfindungen verbunden?

*Ein Ritual für den Morgen*

# Schreiben & Tun

Ein Ritual für den Mittag

..............................................................................................................................

..............................................................................................................................

..............................................................................................................................

..............................................................................................................................

..............................................................................................................................

..............................................................................................................................

..............................................................................................................................

## Trauende erzählen

*»Ich habe mir einen kleinen Altar eingerichtet, da stehen ihr Bild und immer frische Blumen. Wenn ich von der Arbeit komme, setzte ich mich zu ihr und ruhe mich einen Moment aus.«*

## Schreiben & Tun

Ein Ritual für den Abend

# WAS FÜHLE ICH?

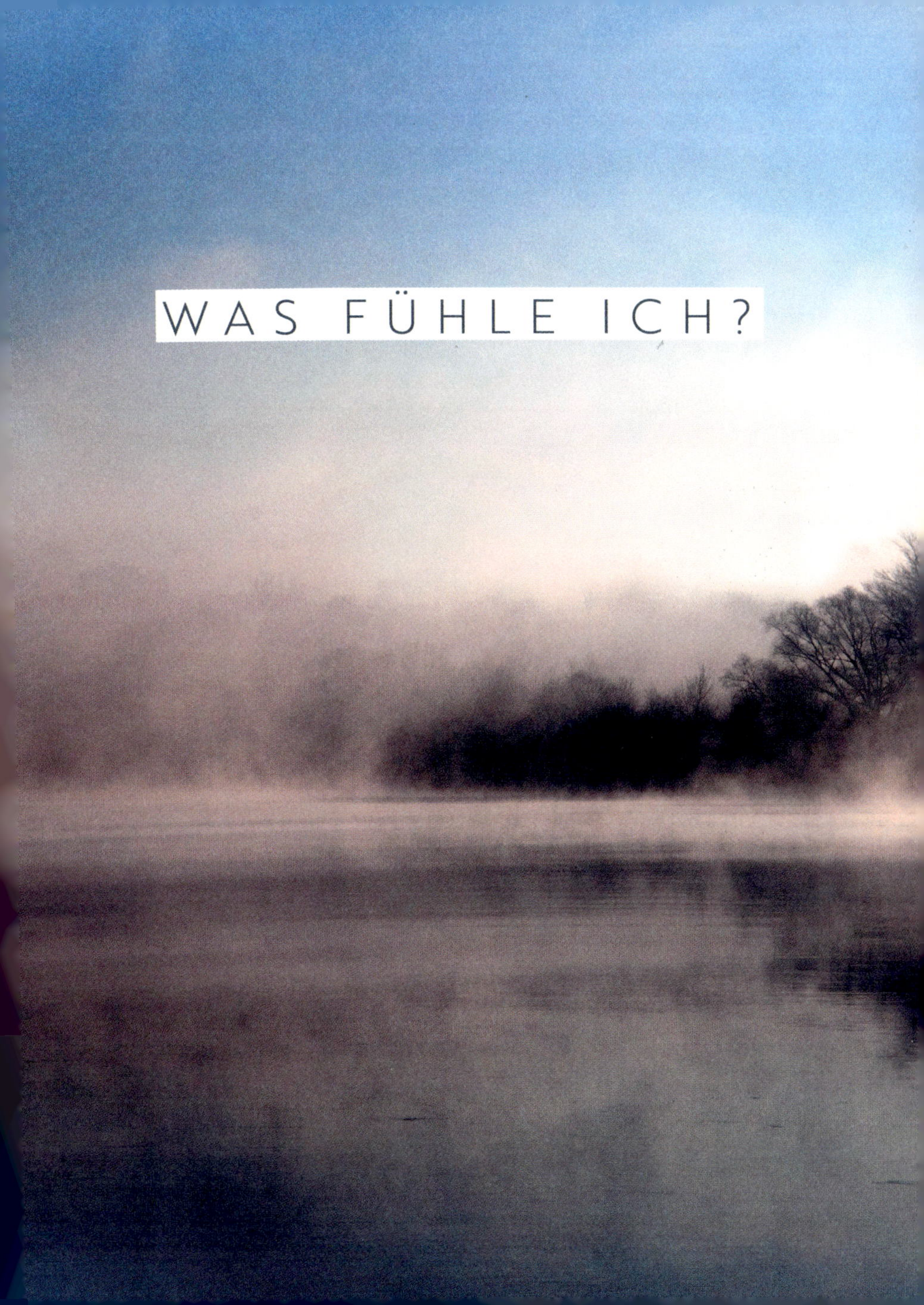

# Chaos der Trauer

*Nicht was wir erleben,
sondern, wie wir es empfinden,
macht unser* ***Schicksal*** *aus.*

MARIE VON EBNER-ESCHENBACH

Gefühle sind das, was uns Menschen bewegt, ein innerer Motor. Gefühle können uns die nötige Kraft schenken, um Neues zu wagen, können uns aber auch zu Handlungen verleiten, die wir im Nachhinein bereuen.
Den Umgang mit Gefühlen haben wir selten gelernt oder geübt. Weder im Kindergarten noch in der Schule und erst recht nicht im Berufsleben gibt es viel Platz dafür. Manchmal fällt es schwer, die eigenen Gefühle wahrzunehmen, über sie zu sprechen und sie mitzuteilen.

In der Trauer braut sich ein Wechselbad der widersprüchlichsten Gefühle zusammen, manchmal ganz leise und verzagt, manchmal wild und ungestüm. Auf der einen Seite eine tiefe Trauer, Sehnsucht, Wut, Verzweiflung oder Schuldgefühle. Auf der anderen Seite gibt es eine unbändige Freude an der ersten Frühlingssonne oder eine tiefe Dankbarkeit über liebgewonnene Erinnerungen. Manchmal spielt sich alles gleichzeitig ab.
Der Tod eines geliebten Menschen kann unsere Gefühle, egal ob positiv oder negativ, auch komplett herunterfahren. Selbst schöne Erinnerungen an gemeinsam Erlebtes erscheinen einem in der Rückschau wie eingefroren und rufen wenig Emotion hervor.

Trauer verläuft nicht geradlinig, sondern in Wellen. Es gibt Zeiten, in denen man mehr Halt und weniger Schmerz spürt. Und plötzlich reichen eine Begegnung oder ein Wort, um in den Schmerz zurückzufallen. Die Wunde reißt wieder auf, und die Aufarbeitung des Verlustes muss vermeintlich von Neuem beginnen.

Das Gewitter der verschiedensten Gefühle kann bei Trauernden eine tiefgreifende Verunsicherung auslösen, weil sie ihm auf der einen Seite kaum entrinnen können. Andererseits können sie diese Gefühle oft nur schwer beschreiben, finden wenig Raum, um sie auszudrücken, kein Ventil, um sie auszuleben.
Die Frage, ob dieser emotionale Ausnahmezustand überhaupt noch normal ist, oder ob man daran »verrückt« werden kann, kommt nicht selten vor.
Dazu kommen Zweifel im Umgang mit der eigenen Trauer. Was darf sein? Was darf nicht sein? Welche Gefühle darf ich haben und welche nicht? Wann und wie schnell darf ich auch vergessen? Oder mache ich mich mit dem Vergessen schuldig? Darf ich mich auch freuen? Ist das erlaubt? Worauf kann ich noch vertrauen?

Dieses Chaos der Gefühle in Zeiten der Trauer mit allen Widersprüchlichkeiten, Unsicherheiten und Schwankungen ist vollkommen normal. Alle Gefühle sind richtig und wichtig. Sie werden nicht »verrückt«, sondern die Lebenswirklichkeit ist aus den Fugen geraten und hat sich ein Stück weit verschoben. Der von Ihnen gewählte oder eingeschlagene Weg der Trauer ist der für Sie richtige, auch wenn er nicht mit allgemeinen Vorstellungen übereinstimmen sollte. Jede Trauer ist anders und richtig in ihrer Andersartigkeit.



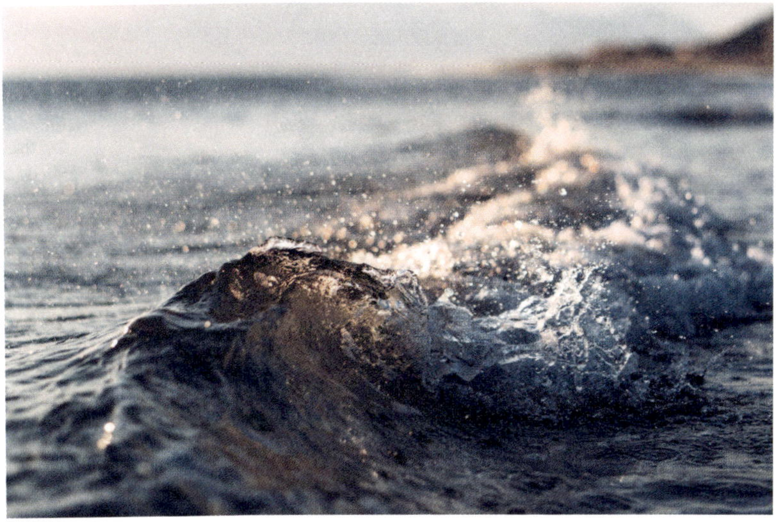

***Traurigsein** ist wohl **etwas Natürliches**.*
*Es ist wohl ein **Atemholen zur Freude**,*
*ein Vorbereiten der Seele dazu.*

PAULA MODERSOHN-BECKER

Veränderungen in der Gefühlswelt im Ausnahmezustand können ganz still und heimlich geschehen, unbemerkt in vielen kleinsten Schritten. Erst im Nachhinein oder viele Monate später werden sie spür- und sichtbar.

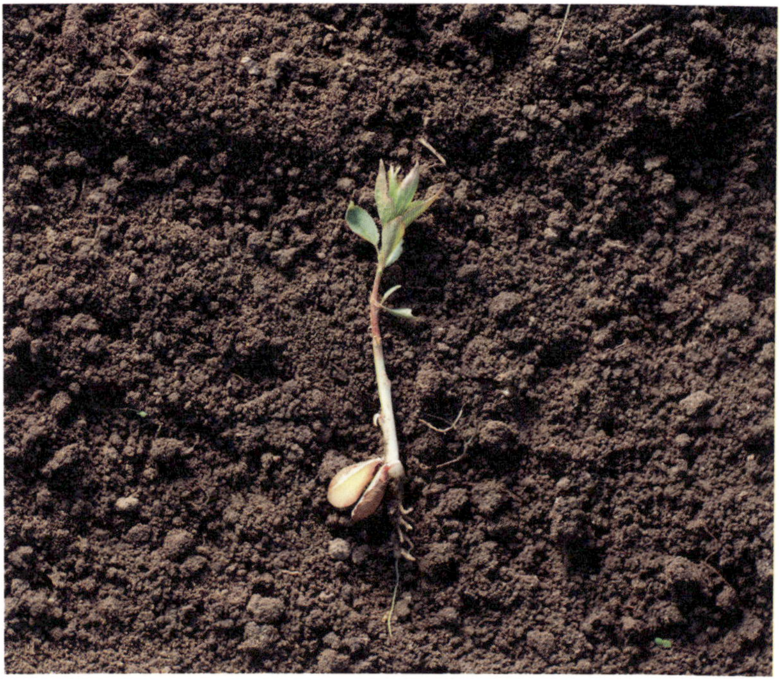

# Schreiben & Erzählen

Wie würden Sie Ihre momentane Gefühlswelt beschreiben?

Wie würden Sie Ihre momentane Gefühlswelt beschreiben?

# Gefühlsreichtum

*Wo viel **Gefühl** ist,*
*ist auch viel **Leid**.*

LEONARDO DA VINCI

Gefühle in den unterschiedlichsten Facetten und Schattierungen möchten ausgedrückt werden. Über unsere Stimme, unsere Sprache, über unseren Gesichtsausdruck, unsere Körperhaltung, mit Worten, Bildern, Farben oder Musik. In Zeiten der Trauer ist es manchmal schwer, die eigenen Gefühle zu erkennen.



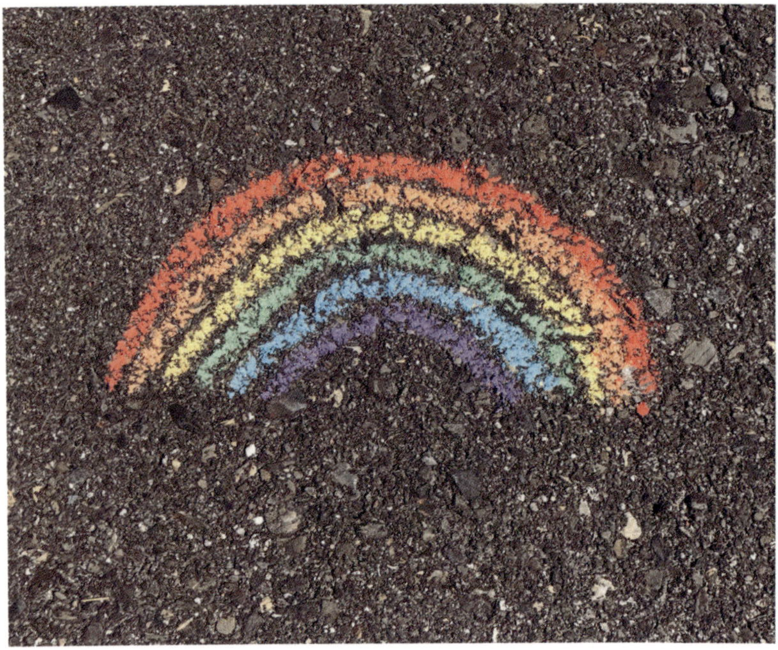

# Schreiben & Gestalten

Gefühle sind schwer zu ergründen. Manchmal fehlen die Worte, um sie zu beschreiben. Wie fühlen Sie sich? Können Sie Worte für Ihre Gefühlswelt entdecken und diese umkreisen?

wütend
neidisch
schuldig
leer
fassungslos
schrecklich
liebend
zuversichtlich
dankbar
erleichtert
ruhig
melancholisch
einsam
verschlossen
gequält
erschöpft
beglückt
ruhelos
munter
betrübt
ungehalten
gelöst
verwundert
schläfrig
entmutigt
belastet
empfindlich
verkrampft
chaotisch
empört
offen
ungewiss
wach
feinsinnig
nachdenklich
befangen
ratlos
stabil
blockiert
geborgen
zerrissen
aufgewühlt
erwartungsvoll
sehnsüchtig
schüchtern
verwundert
hellwach
entschieden
stolz
nachdenklich
geerdet
ängstlich

# Wenn Bilder FEHLEN

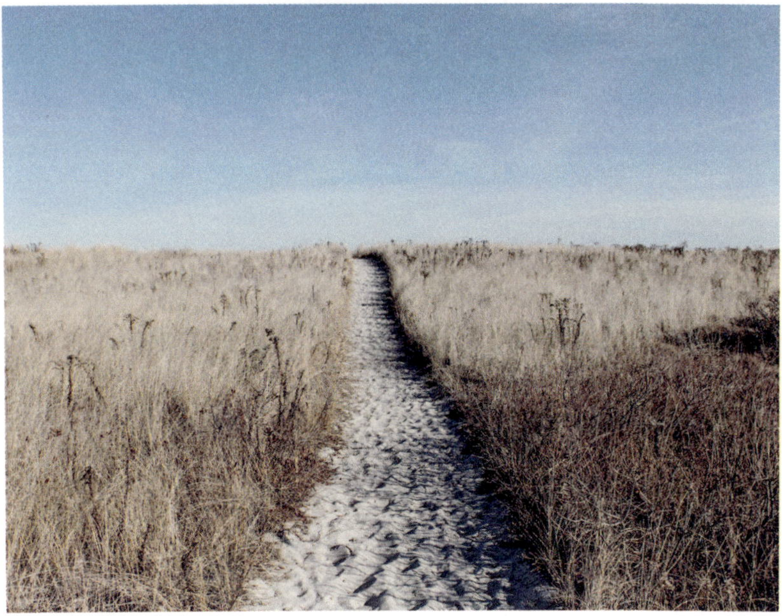



Der Weg als Lebensweg ist eine Metapher für das Dasein des Menschen. Wege sind mit Aufbruch, Bewegung und Dynamik verbunden – dem Unterwegssein. In unserer Alltagssprache »gehen wir neue Wege« oder es werden »Wege geebnet«, man kann »vom rechten Weg abkommen« oder »sich lieber aus dem Weg gehen«. Man kann »neue Wege gehen« oder den »eigenen Weg finden«. Wege können leicht oder steinig sein, hell oder dunkel, leicht oder schwer zu finden. Sie können im Nebel liegen, am Abgrund vorbeiführen und mit Blüten übersät sein. Es gibt Gradwanderungen, Treppenwege, dunkle Täler und leichte Wiesen.

## Schreiben & Gestalten

*Stellen Sie sich vor, Sie befinden sich auf Ihrem eigenen Weg der Trauer. Wie würden Sie Ihre momentane Wegetappe, ihre jetzige Gefühlslandschaft, beschreiben? Vielleicht möchten Sie hier auch ihren Weg bildlich aufzeichnen und mit Meilensteinen versehen?*

# Wenn Klänge und Farben FEHLEN

Im Alltag ist Trauer häufig ein negativ bewertetes Gefühl, das wir gerne meiden würden – in der Musik nicht. Musik kann uns zum Weinen bringen. Sie beruhigt uns, macht uns glücklich oder ängstlich.

*Die **Musik** drückt das aus,*
*was nicht gesagt werden kann und worüber*
*zu schweigen unmöglich ist.*

VICTOR HUGO



*Gibt es ein Lied, eine Melodie oder einen Songtext, der Ihnen gerade besonders guttut oder wichtig ist?*

Farben und Gefühle hängen eng miteinander zusammen. Es gibt warme und kalte Farben, fröhliche und traurige Farben, beruhigende und belebende Farben.

***Welche Farbe würden Sie Ihrem jetzigen Gefühlszustand zuordnen?***

*Durch die Farben werden*
*die in die Dunkelheit gefallenen*
*Dinge wieder erlöst.*

JOHANN WOLFGANG VON GOETHE

# DAS ERSTE JAHR – Zeitgefühl

*Die **Zeit** geht nicht, sie **stehet still**,*
*Wir **ziehen durch sie** hin;*
*Sie ist ein' Karawanserei,*
*Wir sind die **Pilger** drin.*

GOTTFRIED KELLER



Das erste Trauerjahr kann ein sehr markantes Jahr sein, weil sich viele Ereignisse das erste Mal jähren. Das erste Weihnachtsfest alleine, der Tag des Kennenlernens oder der Hochzeitstag, der Tag einer Diagnosestellung, der Geburtstag und der Todestag.

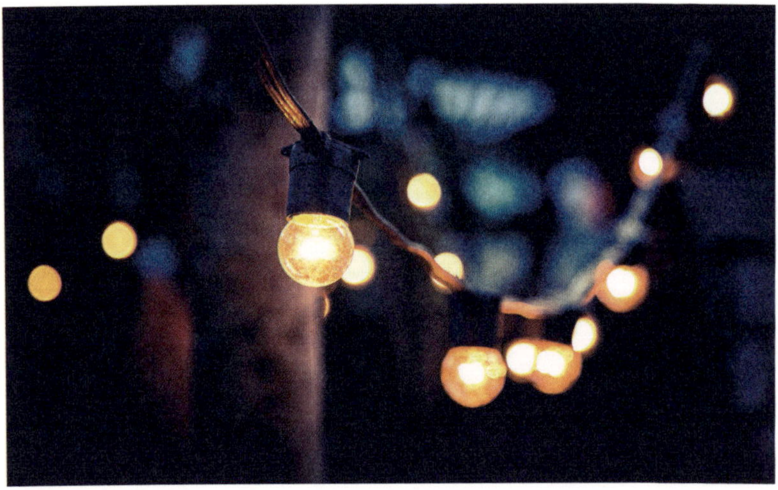

# Schreiben & Erzählen

Wie haben Sie sich in der Zeit nach der Bestattung gefühlt?

Wie haben Sie die ersten Monate erlebt?

# Schreiben & Erzählen

Wie haben Sie sich zu Feiertagen und an besonderen Anlässen gefühlt?

Wie fühlten Sie sich am ersten Todestag des Verstorbenen?

Welche Zeitpunkte oder Begebenheiten sind Ihnen in besonderer Erinnerung geblieben?

# Körpergefühl

Trauer ist keine Krankheit, sondern ein wichtiger innerer Prozess. Dass etwas nicht stimmt, ist dabei auch im Körper mit deutlichen Symptomen spürbar. Ein Zeugnis dafür, dass unser Gefühlsleben eng mit unserem Körpergefühl verknüpft ist, sind zahlreiche Redewendungen: Die Angst schnürt mir die Luft ab, die Wut steigt mir zu Kopf, ich habe einen Knoten im Bauch. Eine Laus ist mir über die Leber gelaufen, ich habe zu viel um die Ohren, die Nase voll oder beiße die Zähne zusammen. Ich fahre aus der Haut, ich stehe auf wackeligen Füßen oder lasse mich hängen.

*Wie fühlen Sie sich in Ihrer Haut?*

# Belastende Gefühle

***Jeder** ist **an allem Schuld**.*
*Wenn jeder das wüsste, hätten wir*
*das **Paradies auf Erden**.*

FJODOR MICHAILOWITSCH DOSTOJEWSKI

In der Trauer können neben dem Verlustschmerz auch Gefühle wie Aggression und Wut empfunden werden – gegenüber sich selbst sowie gegenüber dem Verstorbenen.
Sich diese Gefühle als eine ebenso normale Reaktion zu erlauben, kann schwierig sein, da Aggression und Wut gesellschaftlich wenig Akzeptanz erfahren, und gerade in Trauerphasen eher eine stille Traurigkeit erwartet wird.



## Schuld

Nicht selten drängen sich Fragen nach der eigenen Schuld auf. Hätte ich den Tod verhindern können? Hätte ich etwa Krankheitsanzeichen früher bemerken müssen? Hätte ich schneller handeln müssen?
Ebenso können Zweifel auftauchen, ob man sich zu Lebzeiten hinreichend um den Verstorbenen gekümmert hat. War man genug für sie oder ihn da? Hat man in der Fürsorge und Pflege alles gegeben? Hätte man in der gemeinsam verbliebenen Zeit zugewandter und friedlicher sein müssen? Warum blieb so vieles ungesagt?
Zuweilen führen diese Fragen zu starken Schuldgefühlen. Und eine Klärung mit dem Verstorbenen, eine Wiedergutmachung ist nun nicht mehr möglich.

# Schreiben & Erzählen

*Es ist nicht leicht, sich diesem Gefühl zu stellen. Schuld und Scham sind eng miteinander verknüpft. Vielleicht mögen Sie Worte an den Verstorbenen richten, in denen alle Zuneigung, alle Zweifel und alles Bedauern ihren Ausdruck finden können.*

## Trauende erzählen

*»Ich war von der Einlieferung ins Hospiz bis zu seinem Tod Tag und Nacht bei ihm. Ich wich kaum von seiner Seite. Trotzdem war es nicht genug. Er starb, als ich nur einmal kurz hinausging, um mir einen Kaffee zu holen, dabei hatte ich doch versprochen, ihn nicht alleinzulassen ...«*

Oft reagiert das Umfeld mit Unverständnis, wenn Trauernde sich mit der eigenen Schuld beschäftigen. Schnell ist gesagt »Keiner ist schuld«, und es wird auf logische Antworten gedrängt. Dies ändert jedoch zumeist nichts daran, dass Trauernde das Gefühl der Schuld verspüren.
Bei der Auseinandersetzung mit den Umständen des Todes kann ein Blick von außen durchaus hilfreich sein. Vielleicht werden die objektiven Gegebenheiten Sie zu dem Ergebnis führen, dass am Geschehen tatsächlich keiner Schuld trägt. Vielleicht werden Sie in Ihrem Verhalten etwas finden, was Sie aus heutiger Sicht nicht gutheißen können. Sie sind ein Mensch und fehlbar.
Zuweilen steht das Gefühl der Schuld für etwas ganz anderes.
Es kann eine Möglichkeit sein, mit dem Verstorbenen in Verbindung zu bleiben. Dies ist natürlich keine gesunde Verbindung. Aber das Gefühl, in einer Schuld zu stehen, schafft noch eine gewisse Form von Nähe, die in der Realität nicht mehr existieren kann.

Ein anderer Grund für Schuldgefühle kann Hilflosigkeit sein. Vielleicht ist die Ohnmacht, dem Verlust eines nahen Menschen ausgeliefert zu sein, so unerträglich, dass das Gefühl von Schuld einem ein Mindestmaß an Teilhabe in einem unkontrollierbaren Prozess gibt und somit zumindest für eine Zeit einen Zweck erfüllt.
Bei langanhaltenden und quälenden Schuldgefühlen kann es hilfreich sein, sich Unterstützung zu suchen. Menschen, die sich mit dem Thema der Trauer auskennen, können Sie in dem Umgang mit der Schuld begleiten und gegebenenfalls mit Ihnen hinter die Fassade dieses Gefühls schauen.

# Schreiben & Erzählen

*Sind Sie mit Fragen um die eigene Verantwortlichkeit beschäftigt? Wenn ja, was beschäftigt sie?*

# Wut

Ebenso geschieht es, dass in der Trauer Wut gegenüber dem Verstorbenen auftaucht. Man fühlt sich verlassen. Doch bisher fehlte dieser Mensch vielleicht bei einer Einladung oder einem Erlebnis aufgrund einer bewussten Entscheidung. Daher ist es jetzt so unverständlich, dass das Verlassen nicht auf einem willentlichen Entschluss beruht.
Groll gegenüber dem Verstorbenen kann aber auch aus der gemeinsamen Zeit herrühren. Zum Beispiel wenn Sie viele Entbehrungen, aber wenig Anerkennung in einer Zeit der Krankheit oder Pflegebedürftigkeit erfahren haben. Oder Sie haben den Verstorbenen zu Lebzeiten als ungerecht und hartherzig erlebt, sodass Sie auch nach seinem Tod noch wütend auf ihn sind. Dabei können neben der Wut andere konträre Gefühle auftauchen. Wut auf der einen, Liebe und Vermissen auf der anderen Seite. Wir Menschen sind fähig, sehr widersprüchliche Gefühle gleichzeitig zu empfinden.



*Was dem **Herzen** widerstrebt,*
*lässt der **Kopf** nicht ein.*

ARTHUR SCHOPENHAUER

Möglicherweise richtet sich die Wut aber auch gegen andere. Gegen Ärzte, den Chef, einen Unfallbeteiligten. Freunde, die sich nicht ausreichend zu kümmern scheinen, Gott, das Universum, alles kann Zielscheibe der Wut sein. Der Körper wehrt sich instinktiv gegen die große Erschütterung des Verlustes, in diesem Fall mit kämpferischer Aggression.

## Schreiben & Tun

*Vielleicht können Sie einen Ausdruck für Ihre Wut finden. Das könnte sein: zu schreien, auf ein Kissen schlagen, rennen, einen Wut-Brief an den Verstorbenen schreiben oder in einem Bild Ihr Innerstes in Farben ausdrücken.*

## Trauende erzählen

*»Der Tag war eigentlich ganz okay. Bis zu dem Moment, als ich versuchte, den Wäschetrockner anzumachen. Es ging nicht. Sofort kamen mir die Tränen ... das hattest du bisher gemacht. Ich war so wütend, auf mich, auf dich, dass du einfach nicht mehr da bist, diese Dinge nicht mehr erledigen kannst, mich einfach im Stich lässt.«*

# Angst

Nach einem Trauerfall können Gefühle der Angst auftauchen: Angst vor dem Alleinsein, Angst vor dem Verlust anderer geliebter Menschen, Angst vor wirtschaftlichen Schwierigkeiten, Angst vor dem eigenen Tod.
Der Absolutheit des Todes ausgeliefert zu sein, kommt für viele Trauernde einem Kontrollverlust gleich. Wie soll das Leben weitergehen? Wie soll das Leben allein bewältigt werden?
Angst ist ein Gefühl, das uns das Überleben sichert, wenn eine Situation bedrohlich ist und auf sie reagiert werden muss. Sie dürfen mit Ihrer Angst sein, darüber sprechen und sich Hilfe im Außen suchen.

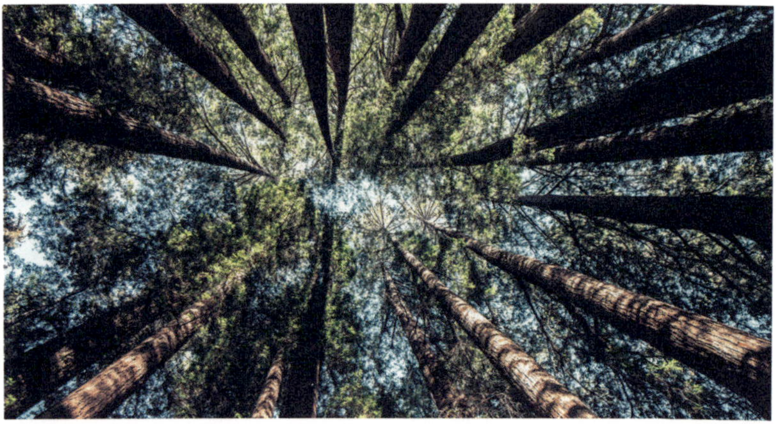

# Schreiben & Erzählen

*Was tut Ihnen gut, wenn Sie ängstlich sind? Gibt es Orte oder Menschen, wo Sie sich entspannt fühlen?*

*In welchen Momenten spüren Sie Geborgenheit?*

# Körperwahrnehmung

*Es kommt darauf an,*
*den **Körper** mit der **Seele** und die **Seele***
*durch den **Körper** zu heilen.*

OSCAR WILDE

Es ist nicht leicht, mit dieser Achterbahn der Gefühle umzugehen. Wir neigen dazu, den schwierigen Emotionen auszuweichen, indem wir in den Kopf »flüchten«. Um den Schmerz nicht zu fühlen, bewertet der Verstand und versucht, zu verstehen, zu hinterfragen oder zu ignorieren.
Gefühle wollen jedoch gefühlt werden. Jedes Gefühl findet einen physischen Ort im Körper, den man durch Fokussierung auf diese Körperempfindung erforschen kann.



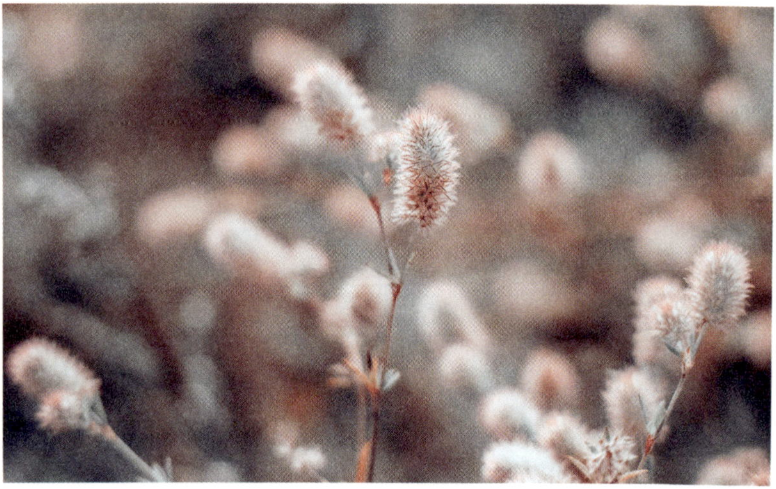

# Schreiben & Tun

Wo im Körper fühlen Sie Trauer? Oder fühlen Sie ein anderes Gefühl in Ihrem Körper? Wie fühlt es sich in Ihrem Inneren an?

Für eine Körperübung können Sie einen Moment lang bewusst Ihren Körper und Ihre Gefühle wahrnehmen:
Spüren Sie Ihren Rücken?
Spüren Sie Ihre Hände, Ihre Fingerspitzen?
Spüren Sie Ihre Bauchdecke, die sich beim Ein- und Ausatmen hebt und senkt?
Fühlen Sie Ihren Herzschlag?
Wie fühlt sich Ihr Körper an? Es darf alles sein was ist. Sie müssen nichts tun, es nicht verändern. Nur beobachten.

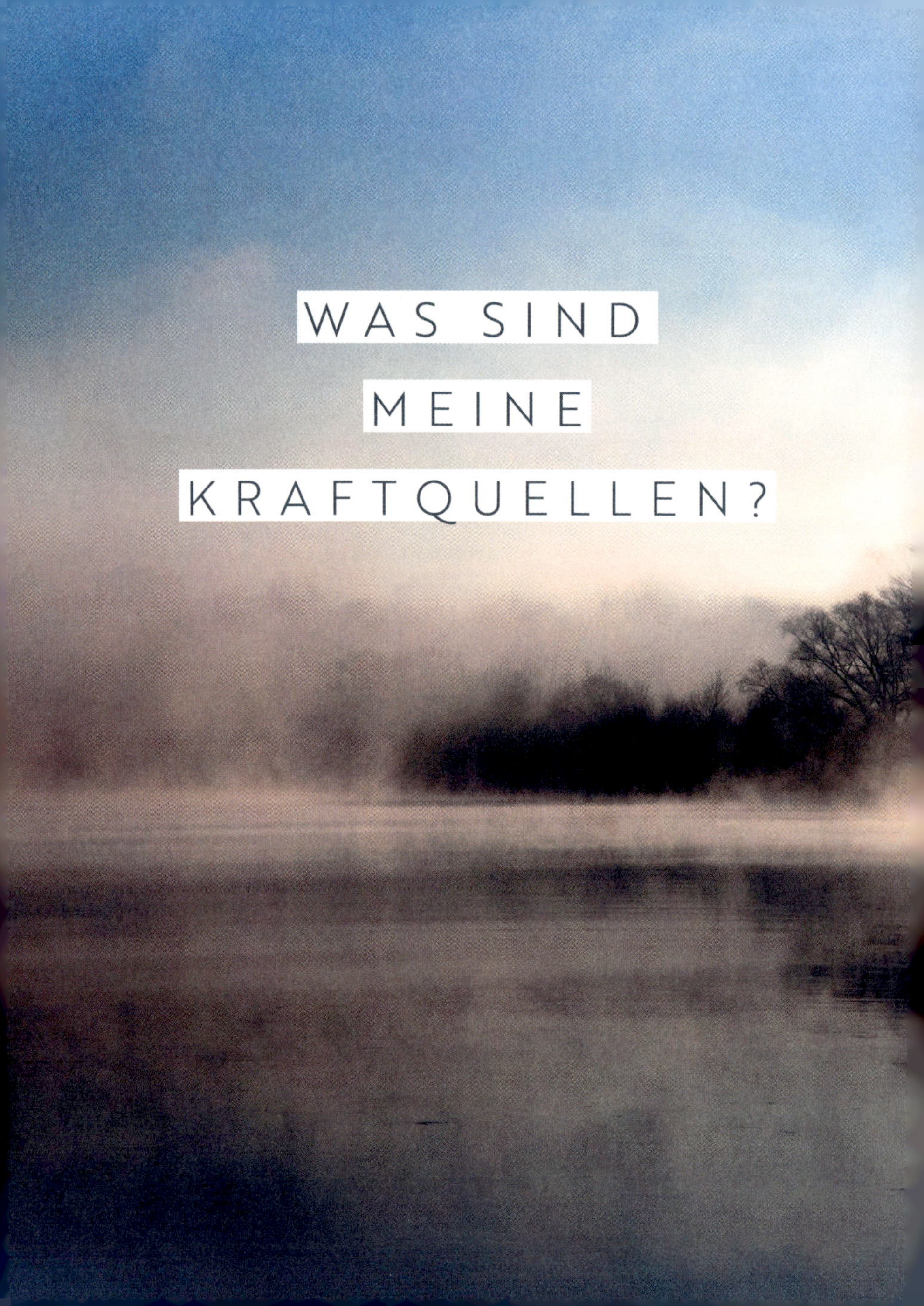
WAS SIND
MEINE
KRAFTQUELLEN?

# INNEWOHNENDE *Kräfte*

*Kein Mensch weiß, was in ihm* ***schlummert*** *und* ***zutage*** *kommt, wenn sein* ***Schicksal*** *anfängt, ihm über den Kopf zu wachsen.*

MARIE VON EBNER-ESCHENBACH

Nach einem Verlust stellt sich immer die Frage: Wie schaffe ich das? Wie schaffe ich es, den Schmerz auszuhalten, mein Leben weiterzuführen, und wie schaffe ich es, wieder glücklich zu sein? Worauf kann ich zurückgreifen, was kann mich unterstützen, um diese Lebenssituation zu meistern?



Der Mensch verfügt über in ihm wohnende Kräfte, die auf veränderte und schwierige neue Lebenssituationen reagieren können. Die Psychologie und die Medizin nennen diese Kraft Resilienz. Das bedeutet, dass der Mensch über eine natürliche Widerstandsfähigkeit verfügt, die ihm hilft, den Herausforderungen des Lebens zu begegnen.
Vielleicht fühlen wir uns leer, der Situation einfach nicht gewachsen. Und doch gibt es diese Kraft in uns, die uns ins Leben zieht.
So haben wir Menschen das Potenzial, unsere Gefühle bis zu einem gewissen Grad selbst zu regulieren. Immer wieder erleben wir in Momenten der emotionalen Erregung wie Wut und Verzweiflung, dass wir uns wieder beruhigen. Manchmal scheint es wie von selbst zu geschehen, manchmal braucht es eine Zeit, manchmal muss etwas geklärt werden. Immer sind wir mit unserer ganz eigenen persönlichen Kompetenz an dieser Regulation beteiligt.

Auch Selbstmitgefühl ist in Krisenzeiten eine wichtige Kompetenz des Menschen. Für das eigene Leiden offen zu sein, ist keine Selbstbezogenheit, sondern eine Fähigkeit, freundlich und nachsichtig mit sich umzugehen. Die Verarbeitung des Verlustes und die Einsicht, dass Leid zum menschlichen Leben dazugehört, kann nur bei guter Selbstfürsorge gelingen.

Diese in uns ruhenden Kräfte schaffen einen Raum, in dem, neben all dem Schmerz der Trauer, Momente der Erleichterung, der Freude und sogar des Glücks empfunden werden. Schöne Erinnerungen, die ersten Frühlingsboten oder eine mitfühlende Begegnung können Auslöser dieser befreienden Momente sein. Es sind kleine Auszeiten, die Kraft schenken und eine natürliche Erholung im Trauerprozess darstellen können.

*In welcher anderen Lebenssituation haben Sie bisher Bekanntschaft mit Ihrer eigenen Widerstandsfähigkeit gemacht?*

# Ressourcen

*Mitten im **Winter***
*habe ich erfahren, dass es in mir einen*
***unbesiegbaren Sommer** gibt.*

ALBERT CAMUS

Neben innewohnenden Kräften verfügt jeder Mensch über ganz eigene Ressourcen – diese zu erfassen und zu erkennen, ist aufgrund unsere Einzigartigkeit ein sehr persönlicher Weg.
Schon die erste individuelle Reaktion auf den Tod zeigt auf, wie mit Krisensituationen umgegangen wird. Ein starker Gefühlsausbruch, Erstarren, Weglaufen, Freunde und Familie anrufen sind Reaktionen, die anzeigen, was genau dieser Mensch nun am meisten braucht.
Auf der Suche nach diesen Kraftquellen kann folglich in unterschiedliche Richtungen geschaut werden: Welche Kompetenzen liegen in Ihrem Inneren (persönliche Ressourcen), in welche Beziehungen sind Sie eingebunden (soziale Ressourcen), welches Eigentum, welche Dinge und Gegenstände stehen Ihnen zur Verfügung (materielle Ressourcen) und welche räumlich-sozialen Strukturen befinden sich in Ihrem Umfeld (institutionelle Ressourcen).

Möglicherweise ist es zu diesem Zeitpunkt für Sie noch zu früh, auf die Möglichkeiten und die Kraftquellen zu schauen, mit denen Ihre Trauer gestaltet und bewältigt werden kann. Vielleicht geht es in der ersten Zeit danach »nur« um ein Aushalten, und der Blick auf die eigene Widerstandsfähigkeit erfolgt später.

# PERSÖNLICHE Ressourcen

*Man kann einen* ***Menschen*** *nichts lehren; man kann ihm nur* ***helfen****, es in sich* ***selbst zu finden****.*

GALILEO GALILEI



Trauer ist in vielerlei Hinsicht eine Zeit der seelischen Herausforderung. Auf der einen Seite steht der unsagbare Verlust, die Traurigkeit oder das Schwelgen in Erinnerungen und die Einsamkeit. Auf der anderen Seite empfinden Sie vielleicht eine tiefe Dankbarkeit und den Wunsch, weiterzuleben. Es müssen Pläne für die Zukunft geschmiedet werden. Der häusliche Alltag muss weiterhin bewältigt und den beruflichen Verflichtungen nachgekommen werden. Rechtliche oder finanzielle Angelegenheiten möglicherweise neu organisiert werden. Zwischen diesen beiden Zuständen gibt es ein ständiges Hin- und Her, ein Auf und Ab. Es ist eine Zeit der Trauer und gleichzeitig eine Zeit des Neuanfangs.

Dieser wechselhafte Prozess kann sehr anstrengend sein. Es wird Momente geben, in denen Sie das Gefühl haben, alles wird zu viel und nichts geht mehr. Umso wichtiger ist es, dass Sie sich Ihrer ganz ureigenen, persönlichen Ressourcen bewusst werden, mithilfe derer Sie den Trauerprozess und seine vielschichtigen Herausforderungen bewältigen können. Zu diesen Ressourcen gehört alles, was uns gerade gut tut, was uns Kraft spendet oder irgendwann einmal Kraft gegeben hat: Beziehungen zu Menschen und Tieren, Familienzusammenhalte, Traditionen, Erinnerungen, Fähigkeiten und Talente, Hobbys wie Kochen, Sport oder Kreuzworträtsel, unsere Ziele, die Musik, ein Handwerk oder die Kunst, die Welt der Bücher, Vorfreude und Humor oder der Glaube. Ihre persönlichen Ressourcen setzen sich genauso individuell zusammen wie der eigene Weg der Trauer.

Wer schwere Zeiten durchlaufen oder überwunden hat, kann ebenfalls ganz besondere Ressourcen entwickeln. Dem einen fallen spontan viele solcher Kraftquellen ein, dem anderen werden sie erst durch die Beantwortung von Fragen zugänglich. Eine Besinnung auf die eigenen Ressourcen gleicht manchmal einer Reise und kann auch Überraschungen bereithalten.

Sie werden merken, wann für Sie der richtige Zeitpunkt da ist, um auf ihre ganz eigenen inneren Ressourcen zu schauen. Vielleicht fällt es Ihnen auch zunächst leichter, externe Ressourcen in Anspruch zu nehmen.

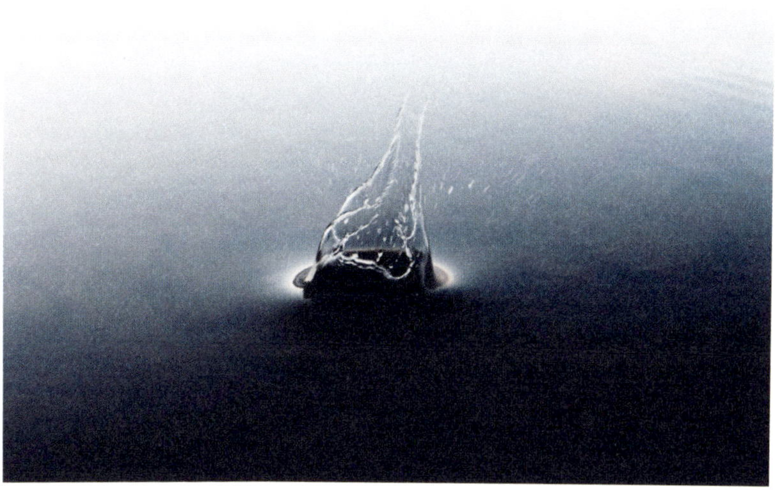



## KÖRPERLICHE KONSTITUTION ALS *Ressource*

Unsere Gesundheit gehört wohl zu einer der wichtigsten Ressourcen überhaupt. Wenn wir nicht gesund sind, hat dies Auswirkungen auf alle anderen Lebensbereiche. Gerade die körperlichen Ressourcen können sich im Laufe der Zeit und mit dem Alter verändern. Nicht immer sind uns diese Veränderungen willkommen, manchmal sind sie schwer zu ertragen.

# Schreiben & Erzählen

Welche Signale Ihres Körpers nehmen Sie wahr?

Welche körperlichen Aktivitäten oder Aktionen tun Ihnen gut?

Was steigert Ihr Wohlbefinden?

## EIGENE ERFAHRUNGEN ALS *Ressource*

Auf jedem Lebensweg finden sich Krisen, schwelende oder überstandene Konflikte, Erfolge und Enttäuschungen, besondere Momente. All das macht Ihr Leben als Ganzes aus. Das sind Ihre Lebenserfahrungen, auf die Sie zurückblicken oder auch zurückgreifen können.
Natürlich helfen Ihnen altbewährte Strategien, mit denen Krisenzeiten und einschneidende Anforderungen des Lebens gemeistert worden sind, nicht immer weiter. Nichts ist so, wie es einmal gewesen ist. Trauer zu durchleben, ist immer neu und anders.

## DIE SEHNSUCHT ALS *Ressource*

Die Sehnsucht ist ein guter Wegweiser zu den Themen, die uns wichtig sind. Dabei gibt es verschiedene Formen von Sehnsucht: die Sehnsucht nach einem harmonischen Leben und dem Erreichen von Zielen, die Sehnsucht nach Nähe, nach Geborgenheit, nach Intensität oder Liebe. Unsere Sehnsucht zeigt unsere Entwicklungsmöglichkeiten und Potenziale auf, aber auch das, was in unserem Leben vielleicht noch aussteht, was uns fehlt oder was für uns als sinnvoll erscheint.
In der Trauer kann die Sehnsucht nach dem verstorbenen Menschen eine äußerst präsente und wesentliche Bedeutung einnehmen.

# Schreiben & Erzählen

*Wann und wie haben Sie es schon einmal geschafft, mit einer Krisensituation fertig zu werden? Was hat Ihnen damals geholfen?*

*Wonach sehnen Sie sich? Was ist Ihr größter Wunsch?*

## PERSÖNLICHE EIGENSCHAFTEN ALS *Ressource*

Ihre persönlichen Eigenschaften sind Ihre Stärken und Ihre Schwächen, Ihre Fähigkeiten, Neigungen und Interessen. Sie sind das weite Feld der Hobbys und Leidenschaften, aber auch der Bildung oder Sozialisierung, genauso wie Ihr Ideenreichtum, Ihre Kreativität oder Ihre Fantasie.

## LEBENSMOTTO ALS *Ressource*

Ein Lebensmotto ist eine Art Leitgedanke oder Wahlspruch, unter dem das eigene Leben steht. Lebensmottos drücken eine grundlegende Einstellung zum Leben aus. Sie können sich im Laufe des Lebens verändern und gerade in Krisenzeiten auch ins Schwanken geraten. Viele Menschen können sich gut mit gängigen Redewendungen identifizieren, wie »Augen zu und durch«, »Probieren geht über Studieren«, »Ich brauche Sicherheiten« oder »Ich muss es alleine schaffen«. Lebensmottos können positiv und motivierend ausgerichtet sein oder auch bremsend und zweifelnd.

*Nicht der **Wind**,*
*sondern das Segel bestimmt*
*die **Richtung**.*

AUS CHINA

# Schreiben & Erzählen

*Womit beschäftigen Sie sich gerne?*

*Gibt es für Sie einen Wahlspruch oder einen Leitgedanken, an dem Sie sich orientieren können oder an dem Sie sich früher orientiert haben?*

# EMOTIONALE *Fähigkeiten*

Jedes Gefühl darf empfunden und gelebt werden. Unsere Gefühle geben uns wichtige Hinweise für unsere eigenen Bedürfnisse und haben wertvolle Funktionen für den Umgang mit unserer Lebenswelt. Wir erleben unsere Emotionen unterschiedlich und bewerten sie auch unterschiedlich.

***Welche Emotion können Sie gut leben? Bei welcher Emotion fällt es Ihnen schwer, sie anderen Menschen zu zeigen?***

## EIGENE WERTE ALS *Ressource*

Werte beeinflussen unser Verhalten. Wir treffen Entscheidungen aufgrund von Werten, die uns mehr oder weniger, und manchmal auch gar nicht bewusst sind. Viele Werte haben wir verinnerlicht, andere können von außen vorgegeben werden. Es gibt ethische Werte, religiöse Werte oder humanistische Werte wie Liebe, Sicherheit, Toleranz, Ehrlichkeit, Gerechtigkeit oder Selbstbestimmung. Werte sind bei allen Menschen unterschiedlich ausgeprägt, weil jeder anders fühlt, denkt und handelt.
Trauer ist eine fundamentale Erfahrung, die wenig Beschönigung und floskelhafte Worte oder Gedanken verträgt. Daher können in Zeiten der Trauer auch die eigenen Werte massiv in Frage gestellt oder nach ihrer Echtheit abgeklopft werden.



## GLAUBE ODER *Spiritualität*

Glaube oder Spiritualität werden von jedem Menschen aus seinem persönlichen Hintergrund und seinen Lebensbezügen heraus unterschiedlich ausgelegt. Sie lassen sich weder einheitlich definieren noch verallgemeinern. In der Zeit der Trauer kann eine spirituelle oder religiöse Beheimatung eine wichtige Stütze sein, die den Trauernden in ein übergeordnetes Ganzes einbindet. Aus der Trauer kann aber genauso eine grundlegende spirituelle Krise entstehen, die existentielle Fragen aufwirft und die Sinnhaftigkeit unseres Seins auf den Prüfstand stellt.

# Schreiben & Erzählen

Wo sind Sie im Einklang mit sich? Was gibt Ihrem Leben Sinn?

Was ist Ihnen heute wichtig? Was war Ihnen früher wichtig?

Welche Rolle spielen humanitäre Werte oder Spiritualität in Ihrem Leben?

# NATUR ALS *Ressource*

In der Philosophie, in der Dichtung, in der Kunst und in zahlreichen Sprichwörtern wird der Natur eine heilsame Wirkung zugeschrieben. Immer dann, wenn Natur als wohltuend erlebt wird, handelt es sich um die Lichtseite der Natur. Natur als Ressource kann vielfältig erlebt werden: ein Spaziergang am Meer, eine Gipfelwanderung, die freie Bank im naheliegenden Park, ein Lauf durch den Wald, die Arbeit im eigenen Garten oder der Blick vom Balkon.

*Gibt es einen Ort in der Natur, an dem Sie sich gerne aufhalten? Wenn ja, wie sieht er aus?*

# EXKURS: *Lebensbäume*

Pflanzen gelten als ein Symbol für Wachstums- und Wandlungsprozesse, wofür sprichwörtlich der »Baum des Lebens« steht. Ein Baum ist in der Erde verwurzelt (Wie verwurzelt bin ich?), der Stamm trägt die Baumkrone (Wie stehe ich da?) und die Krone strebt nach außen und dem Himmel zu (Wohin strebe ich?). Ein solcher Lebensbaum kann Ihnen dabei helfen, sich Ihrer Wurzeln, Werte und Wünsche in der Zeit der Trauer neu bewusst zu werden.

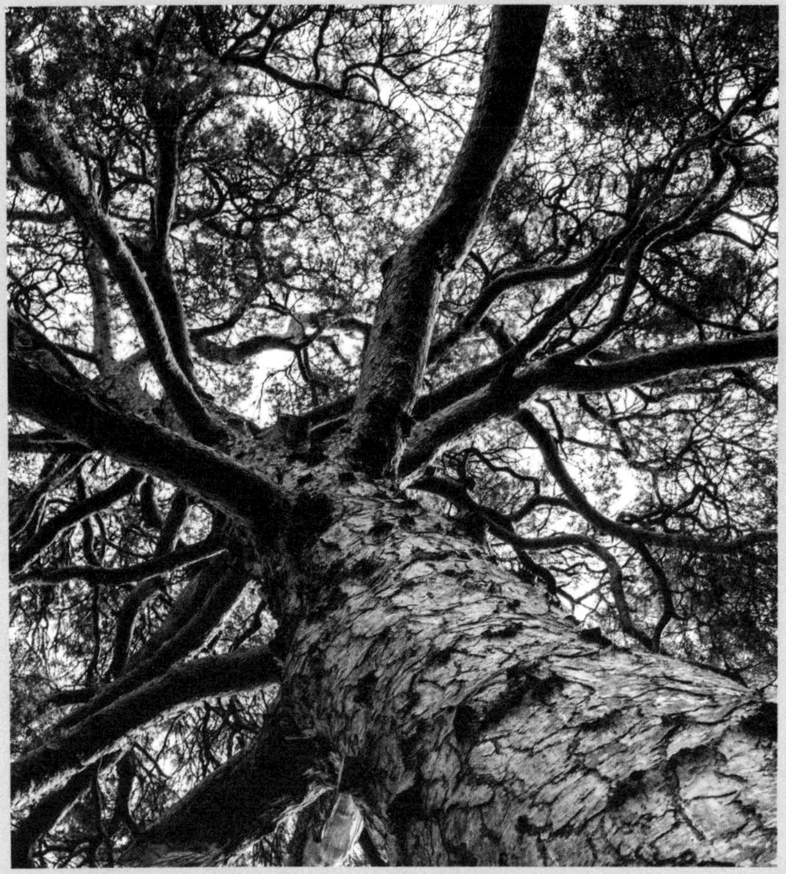

# Schreiben & Gestalten

Wie würde Ihr momentaner »Baum des Lebens« aussehen?

# SOZIALE *Ressourcen*

*Das **Ganze** ist mehr als die **Summe seiner Teile**.*

ARISTOTELES

Keiner lebt für sich alleine, selbst der größte Einzelgänger nicht. Wir sind immer auch Teil eines Ganzen. Unser Erleben und Verhalten sind nicht isoliert, sondern sie stehen in einer Beziehung zur Umwelt. Wir leben in kleineren oder größeren sozialen Zusammenhängen. Zu diesen sozialen Zusammenhängen gehören Menschen, die uns besonders wichtig sind, genauso wie die Menschen, mit denen wir den Alltag teilen, die Kernfamilie, die Gesamtfamilie, der Freundes- und Bekanntenkreis oder auch die zufälligen und alltäglichen Begegnungen. Auch ein Trauerprozess ist geprägt von den Menschen, die uns umgeben. Durch den Tod eines Menschen kann eine soziale Struktur nachhaltig erschüttert werden. Stellen Sie sich ein Mobile vor. Wenn ein Teil davon herausgenommen wird, dann gerät das ganze Gefüge ins Wanken, und alle Teile müssen neu ausbalanciert werden.

Es gibt günstige Bedingungen für einen Trauerprozess. Wenn der Trauernde den Eindruck hat, dass er mit den ihm nahestehenden Menschen offen über seine Gefühle sprechen kann, und dass sein ganz eigener Weg durch die Trauer akzeptiert wird, dann kann das den ganzen Trauerprozess positiv beeinflussen. Es gibt auch weniger günstige Bedingungen für einen Trauerprozess. Wenn die Trauer nicht mehr ausgesprochen werden darf, sie nicht (mehr) akzeptiert oder verleugnet wird. Ein Blick auf die sozialen Ressourcen ist auch ein Blick auf die Zusammenhänge, in denen wir uns befinden.

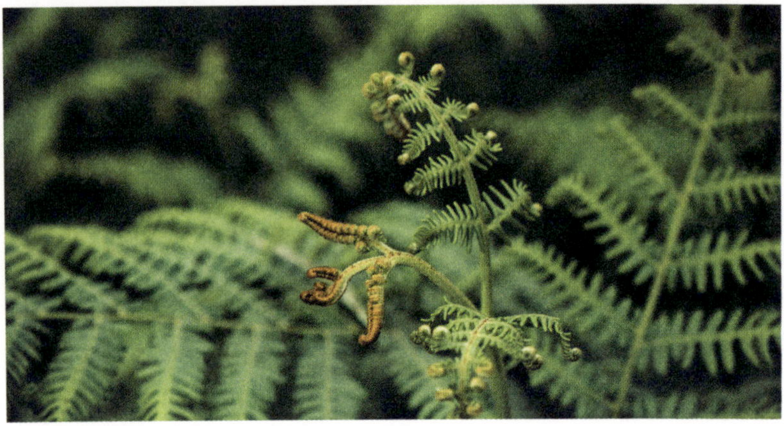

## WICHTIGE Menschen



Wichtige Menschen sind Menschen, zu denen Sie sich jetzt gerade oder in der Vergangenheit aus den unterschiedlichsten Gründen hingezogen fühlen. Das können Menschen aus dem Familienumfeld oder dem Freundeskreis sein, aber auch Menschen aus dem öffentlichen Leben, die für Sie eine Art Vorbild sind und die Sie vielleicht gar nicht persönlich kennengelernt haben.

## ENGER Familienkreis

Mit dem engen Familienkreis ist im klassischen Sinne die Herkunftsfamilie gemeint. Für viele hat Familie etwas mit Geborgenheit zu tun, aber längst nicht alle Menschen finden in dem Kreis derer, mit denen sie verwandt sind, ihr Zuhause. Manchmal ist die Familie räumlich weit entfernt, manchmal hat man sich auseinandergelebt oder sich aus anderen Gründen voneinander distanziert. Nicht für alle gehört nur die Verwandtschaft zur Familie, sondern es haben sich teilweise ganz neue Familienkonstruktionen mit Wahl- oder Seelenverwandten herausgebildet. »Familie« bedeutet für jeden Menschen etwas anderes.

# Schreiben & Erzählen

*Wem fühlen Sie sich auf eine besondere Weise verbunden?*

*Gibt es Menschen aus Ihrer engen oder selbstgewählten Familie, mit denen Sie offen über Ihre Art der Trauer sprechen können?*

## WEITERER *Familienkreis*

Zu dem weiteren Familienkreis gehören die Großeltern, Cousins und Cousinen, Tanten und Onkel genauso wie angeheiratete Verwandte oder gute Freunde der jeweiligen Familienangehörigen. Manchmal gibt es auch Geschichten von der Urgroßmutter oder dem Urgroßvater, die Sie in lebhafter Erinnerung behalten oder die Sie in besonderem Maße geprägt haben.

## *Freundeskreis*

Wir alle knüpfen in unserem Leben ganz verschiedene Arten von Freundschaften. Da gibt es Sandkastenfreunde, mit denen man alle Phasen zwischen Spielplatz, erstem Liebeskummer und Schulzeit durchgemacht hat. Oder neue Freundschaften, die wir erst später im Leben schließen. Keine Freundschaft ist wie die andere und die Länge der Freundschaft sagt nichts über deren Intensität aus.

*Ein **Freund** ist ein Mensch,*
*der die **Melodie deines Herzes** kennt*
*und sie dir vorspielt,*
*wenn du sie vergessen hast.*

ALBERT EINSTEIN

# Schreiben & Erzählen

*Gibt es Menschen aus Ihrem weiteren Familienkreis, mit denen Sie sich verbunden fühlen?*

*Welche Freundschaft erleben Sie als besonders unterstützend? Was tut Ihnen gut?*

## ALLTÄGLICHE ODER ZUFÄLLIGE *Begegnungen*

Alltägliche Begegnungen finden beispielsweise in der Nachbarschaft, im Arbeitsumfeld, bei einer Vereinsarbeit oder in anderen Gemeinschaften statt. Manchmal sind es auch die ganz zufälligen und unverhofften Begegnungen, die sprichwörtlich »einen Stein ins Rollen bringen können«.

## HELFENDE *Beziehungen*

Menschen möchten gerne helfen. Aber nicht jede Hilfe, sei sie auch noch so gut gemeint, ist immer eine Hilfe. Manchmal bewirkt sie genau das Gegenteil.

Trauer ist eine Zeit, die viel Kraft braucht. Es gibt Menschen, die einem Kraft geben. Es gibt auch Menschen, die einem Kraft nehmen. In der Zeit der Trauer dürfen Sie sich auf die Menschen konzentrieren, die Ihnen Kraft spenden oder Entspannung schenken können. Bei denen Sie genau die Art von Anteilnahme erfahren, die Ihnen guttut und die Sie brauchen.

*Wir leben alle unter*
*dem gleichen* ***Himmel****, aber wir*
*haben nicht alle*
*den gleichen* ***Horizont****.*

KONRAD ADENAUER

# Schreiben & Erzählen

*Wo finden Sie in Ihrem Alltag unterstützende und wohltuende Begegnungen?*

*Welches Verhalten von anderen hat Ihnen geholfen? An wen können Sie sich wenden, wenn Sie Hilfe brauchen?*

*Wer tut Ihnen nicht gut? Wen möchten Sie instinktiv meiden?*

# MATERIELLE Ressourcen

*»Nur in der **Tiefe der Seele**, mit Hilfe jener Kraft, die stärker ist als alle Vernünftigkeit, kann **Trost und Ruhe** gefunden werden.«*

WILHELM BUSCH



Auch wenn angesichts eines menschlichen Todes materielle Dinge nicht vordergründig erscheinen mögen, ist doch gerade in diesen Zeiten die materielle Absicherung oft von existenzieller Bedeutung.
Ein Todesfall kann finanzielle Not innerhalb einer Familie offenbaren oder sie hervorrufen. Die Beisetzungskosten müssen aufgebracht werden, vielleicht werden Schulden hinterlassen oder das Einkommen zum Familienunterhalt steht von nun an nicht mehr zur Verfügung. Dann braucht die Klärung dieser Situation neben der schmerzlichen Verarbeitung des Verlustes ebenso Raum und Kraft.

Neben Geld und Vermögen gibt es weitere ökonomische Mittel, die Ihnen in Ihrem Leben als Ressource zur Verfügung stehen können.
Es sind sachliche Werte, die Sicherheit und Komfort bedeuten oder ein Ausdruck der Lebensgestaltung sein können. Der Besitz eines Fotoapparates z.B. kann zur Ausübung eines kreativen Hobbys genutzt werden. Oder ein Musikinstrument ist eine wichtige Ressource, um sich musikalisch und schöpferisch auszudrücken.
Viele materielle Dinge sind so selbstverständlich da, dass uns gar nicht bewusst ist, dass die Gewissheit ihres Daseins unser Leben stärkend begleitet.

# Schreiben & Erzählen

Wie stellt sich Ihre wirtschaftliche Situation nach dem Todesfall dar?

# Schreiben & Erzählen

Wie wohnen Sie?

An welchem Ort in Ihrer Wohnung/Ihrem Haus ist es Ihnen besonders behaglich? Was verschafft Ihnen diese Behaglichkeit?

Welche Gegenstände und welcher materielle Komfort sind Ihnen besonders wichtig?

# DAS RÄUMLICHE *Umfeld*

*__Unsäglich Schweres__ wird von mir verlangt.*
*Aber die Mächte, die mich so verpflichten,*
*sind auch bereit, mich langsam aufzurichten,*
*so oft mein __Herz,__ behängt mit den Gewichten*
*der Demut, hoch in ihren Händen hangt.*

RAINER MARIA RILKE



Unsere Stadt, der Stadtteil, in dem wir leben, unsere Wohngegend und unser gesamtes Umfeld prägen unser Leben in vielen Facetten. Vertraute Straßen, die U-Bahn, die wir täglich benutzen, oder der Supermarkt, den wir für unsere Einkäufe nutzen, geben dem Alltag feste Räume und Strukturen. Es sind Gegebenheiten, die uns vertraut sind, wo wir uns auskennen und auf die wir uns verlassen können, auch wenn die eigene innere Welt schwankt.

Für viele Menschen sind Vereine, soziale und kulturelle Einrichtungen und natürlich die Kirche wichtige Standbeine im Leben. Es sind Orte, an denen man Menschen treffen kann und Interessen geteilt werden. Es sind auch oft genau diese Orte, die spezielle Angebote für Trauernde oder Menschen, die sich allein fühlen, bereitstellen.

*Gibt es einen Ort des öffentlichen Lebens, einen Verein, eine soziale oder kulturelle Einrichtung, wo Sie sich gern aufhalten? Wenn ja, was bedeutet Ihnen dieser Ort?*



Die Kirche und Häuser anderer Glaubensrichtungen bieten Räume der Besinnung und der Einkehr. In unserer Kultur hat die Sorge um die Seele christliche Tradition. Heute richten sich die Angebote der evangelischen und katholischen Einrichtungen gezielt an alle hilfsbedürftigen Menschen unabhängig von deren Religion, Herkunft oder politischer Überzeugung.
Eine Seelsorge wird jedoch auch von anderen Einrichtungen angeboten, so gibt es u.a. eine Telefonseelsorge, eine Krankenhausseelsorge, Seelsorge in der Hospizbewegung und sogar eine Internetseelsorge. Ihnen ist die Aufgabe gemein, Menschen durch eine persönliche Ansprache Hilfe in Lebensfragen zu schenken. Manchmal ist es einfach gut, von diesen Orten und Möglichkeiten zu wissen, auch wenn Ihnen vorerst nicht danach sein sollte, sie aufzusuchen oder zu nutzen.

# Schreiben & Erzählen

Wie könnte ein öffentlicher Ort, eine öffentliche Einrichtung oder ein öffentliches Angebot aussehen, von dem Sie sich in dieser Zeit der Trauer angesprochen fühlen würden?

.......................................................................................................................

.......................................................................................................................

.......................................................................................................................

.......................................................................................................................

.......................................................................................................................

.......................................................................................................................

.......................................................................................................................

## Trauende erzählen

*»Mir ist alles zu viel. Jeder rät mir, was ich jetzt am besten tun soll. Als wüssten sie, was das Beste ist. Ich weiß, sie meinen es ja gut, aber gerade möchte ich nur meine Ruhe und einfach nur traurig sein.«*

# Sinne

Unsere menschlichen Sinne sind danach ausgerichtet, Fassbares wahrzunehmen. Etwas Schönes, das wir mit unseren Augen entdecken, erfreut unseren Sehsinn. Wenn wir etwas berühren, einen Menschen, ein Tier, etwas in der Natur oder etwas Gegenständliches, wird dies zu einem sinnlichen Erleben unseres Tastsinnes. Unsere Möglichkeit zu schmecken, verschafft uns sinnlichen Genuss beim Essen und Trinken. Wohltuende Klänge berühren unseren Hörsinn. Gerüche, die wir wahrnehmen, regen unseren Geruchssinn an. Damit nehmen wir die Welt um uns herum mit unseren Sinnen wahr und erfahren dabei, wie in dem Wort bereits enthalten, Sinn. Auch Ihre Sinne können Ihnen also in der Zeit der Trauer eine Kraftquelle sein und Sie mit Leben erfüllen.



*Eine **Stunde** ist nicht nur eine Stunde;*
*sie ist ein mit Düften, mit Tönen,*
*mit Plänen und Klimaten angefülltes Gefäß.*
*Was wir die **Wirklichkeit** nennen, ist eine*
***bestimmte Beziehung zwischen Empfindungen***
***und Erinnerungen**.*

MARCEL PROUST

# Schreiben & Erzählen

Wodurch werden Ihre Sinne berührt?

Was schauen Sie gern an?

Welche Dinge, Materialien, Stoffe fassen Sie gerne an?

# Schreiben & Erzählen

Welche Speisen und Getränke mögen Sie?

Welche Klänge hören Sie gern?

Welche Gerüche sind Ihnen angenehm?

# WAS HAT SICH VERÄNDERT?

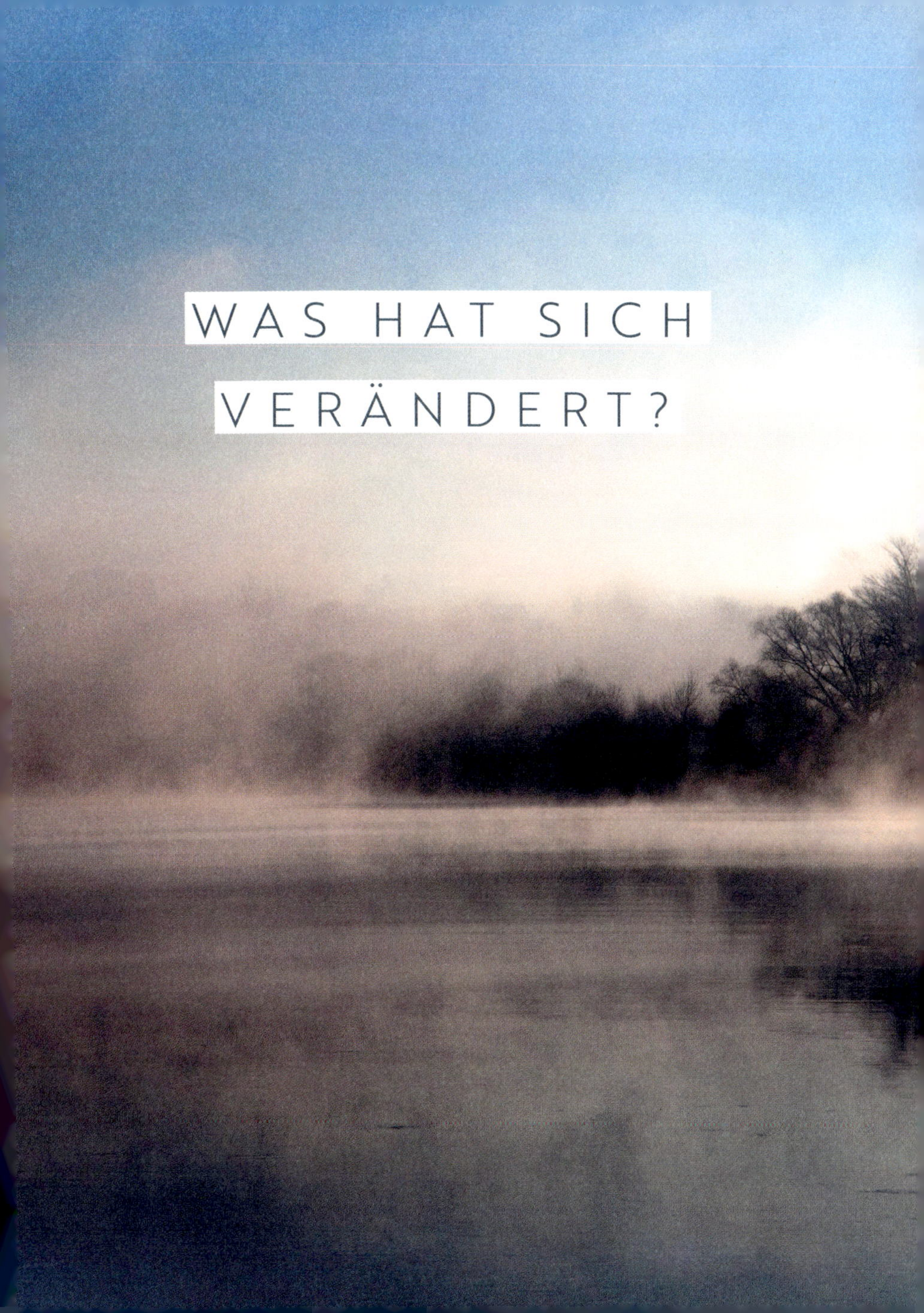

# ÄUSSERE Veränderung

**Mut** ist wie ein **Habitus**, eine **Gewohnheit, eine Tugend**: Du bekommst ihn durch mutige Taten. Es ist, als ob du schwimmen lernen würdest. **Du lernst Mutigsein, indem du mutig bist.**

MARIE DALY



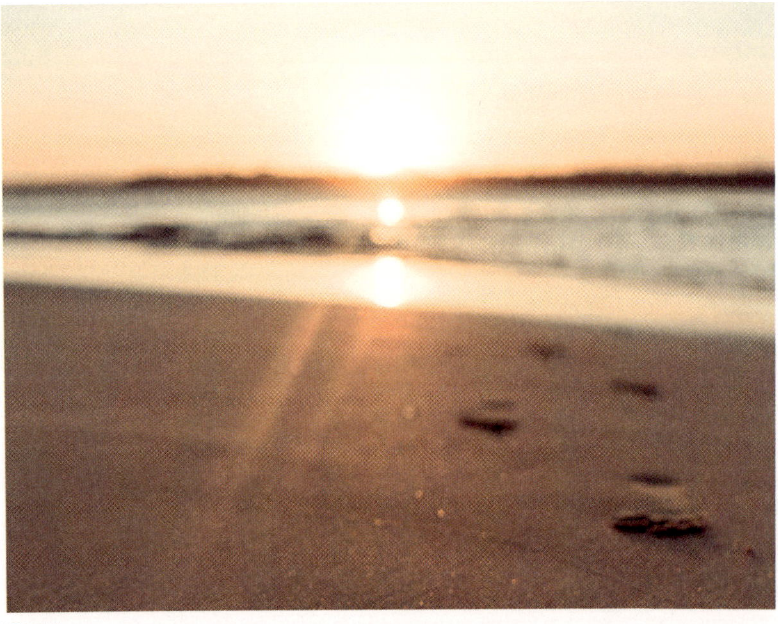

Trauer hinterlässt Spuren. Der Verlust eines Lebenspartners, eines Familienangehörigen oder eines nahestehenden, geliebten Menschen verändert das Leben. Es ist nicht einfach, sich in diesem veränderten Leben zurechtzufinden.
Rein äußerlich erfährt man diese Veränderung auch durch eine neue Anrede. Die Ehefrau wird zur Witwe, der Partner zum Alleinstehenden, die Kinder zu Waisen, Angehörige werden zu Hinterbliebenen.
Mit dem Tod des Menschen sind auch die Wünsche und Perspektiven, die mit diesem einen Menschen verbunden waren, verschwunden. Die Zukunft, die man sich gewünscht oder vorgestellt hat, ist verloren. Ein gemeinsamer Lebensabend muss jetzt alleine bewältigt werden, Kinder müssen alleine großgezogen werden, gemeinsame Pläne neu überdacht werden.
Mit dem Verlust eines geliebten Menschen geht auch eine ganz praktische Welt verloren. Das können ganz alltägliche Dinge sein, die neu geregelt werden müssen. Aufgaben, die der verstorbene Mensch übernommen hat als Einkäufer, Zuhörer, Organisator, Vorleser, Handwerker oder Koch.



*Welche Unterstützung gab es vor dem Verlust, die nun für Sie fehlt? Hat sich Ihre Lebenssituation im Alltag verändert? Wenn ja, in welcher Form?*

# VERÄNDERTE *Rollen*

Jeder Mensch nimmt innerhalb seiner Familie oder im Freundes- und Bekanntenkreis verschiedene Rollen ein. Durch den Tod eines geliebten Menschen verändern sich auch diese Rollen. Wenn beispielsweise eine junge Mutter stirbt, stirbt für den Ehemann die Ehefrau, die Geliebte oder die vertraute Gesprächspartnerin. Für die Kinder stirbt mit der Mutter eine der bedeutendsten Bezugspersonen. Für die Eltern stirbt die Tochter, und die an ihr festgemachten Wünsche für die Zukunft.

Alle Hinterbliebenen erleiden ihren ganz eigenen Verlust. Der Verstorbene hat für jeden eine andere Bedeutung. Er ist der Onkel, der Bruder, der Ehemann, der Vater oder der Schwager. Für die einen ist er das geliebte Vorbild, für die anderen eine respektvolle Autorität oder ein gern gesehener Kollege. Jetzt müssen diese Rollen neu definiert werden.



*Welche Rollen nehmen Sie bei sich wahr? Welche Rollen haben sich verändert?*

Jeder erlebt seine Trauer anders. Der eine zeigt sie und leidet ganz offen, der andere zieht sich komplett zurück, und wieder ein anderer lebt Trauer aus, indem er oder sie nächtelang Tanzen geht.
Unter guten Voraussetzungen gibt es die Möglichkeit, über genau diese unterschiedlichen Empfindungen und Gefühle zu sprechen, sich verständnisvoll auszutauschen und eine Gemeinschafserfahrung zu machen. Manchmal gibt es diese Möglichkeit nicht, und es kann zu Konflikten oder unterschwelligen Abgrenzungen kommen.

*Wieviel Nähe können Sie jetzt gebrauchen? Wieviel Distanz und Zurückhaltung benötigen Sie?*

# VERÄNDERTE *Umwelt*

Trauernde Menschen machen auch die Erfahrung, dass sie von ihrer Umwelt anders wahrgenommen werden. Der Umgang wird vorsichtiger, oft aus Angst, jemandem zu nahe zu treten. Manchmal begegnet dem Trauernden ein hilfloses Schweigen, manchmal tröstendes Mitgefühl. Gut gemeinte Aussagen wie »Das wird schon wieder« oder »Das Leben geht weiter« können belasten, weil sie auf eine baldige Rückkehr zur Normalität ausgerichtet sind. So kommt zur Trauer eventuell auch eine neue Form der Isolation oder das Gefühl der Ausgrenzung dazu.
Trauern ist ein intensives Lebensgefühl, eine Brücke zwischen dem, was war, was ist und dem, was bleibt. Trauernde konfrontieren ihre Mitmenschen mit einer existentiellen Tiefe. Grundlegende Fragen kommen in den Vordergrund. Wer bin ich? Woher komme ich? Wohin gehe ich? Je stärker Tod und Trauer in einer Gesellschaft verdrängt werden, desto weniger ist sie geübt, mit diesen Themen umzugehen. Wieviel Trauer gezeigt und gelebt werden darf, bestimmt zum Teil auch unsere Umwelt.

Aber auch der Trauernde kann seine Umwelt anders erleben. Vielleicht ist es nicht mehr möglich, so wie vorher auf die Familie, die Nachbarschaft oder den Freundeskreis zuzugehen. Der Trauernde muss sich in einer Welt, in der der Verstorbene fehlt, zurechtfinden. Trauernde erleben sich und die Welt anders als Nicht-Trauernde, und sie werden auf den unterschiedlichsten Wegen mit dem konfrontiert, was sie vermissen, was sie geliebt haben und wonach sie sich sehnen.

# Schreiben & Erzählen

Nehmen Sie Veränderungen im Umgang mit Ihren Mitmenschen, Freunden, Nachbarn oder Kollegen wahr? Wie erleben Sie diese Veränderungen?

# EXKURS: *Labyrinth*

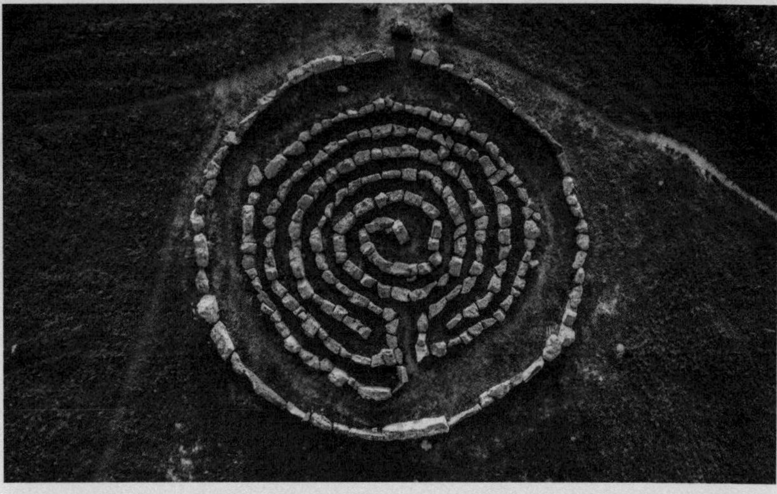

Ein Labyrinth kann ein Symbol für den Weg des trauernden Menschen auf seiner Suche nach einem manchmal kaum möglich erscheinenden Neuanfang sein. Der Weg durch ein Labyrinth ist gewunden, verwirrend und schwer zu finden, aber es geht immer vorwärts. Auch dann, wenn der Weg manchmal zurückzuführen scheint. Er leitet einen über viele Umwege zur Mitte und von dort aus auch wieder heraus. Es ist nicht klar, was die Mitte bietet, sie kann für die Besonderheit des eigenen Trauerprozesses stehen.
Der Weg führt an die Mitte heran, dann wieder von ihr fort, aber es bleibt der eine richtige Weg. Manchmal herrscht bei Trauernden nämlich das Gefühl vor, dass die bereits zurückgelegten Strecken des Trauerweges keine Veränderungen bewirkt haben, dass es nicht besser wird. Dann wieder geht etwas vorwärts. Der Weg ist geprägt von Kurven und Richtungsänderungen, geht einher mit vielfältigen Unvorhersehbarkeiten und kann Auswirkungen auf alle Lebensbereiche haben. Es ist ein ständiger Wechsel zwischen Vor und Zurück, ein vorsichtiges oder auch kraftvoll-dynamisches Herantasten an einen neuen Weg in einem veränderten Leben. In dem man sich wieder auf das, was geblieben ist und was bleiben soll, einlassen, es betrachten und sortieren kann.

# Schreiben & Gestalten

Hier können Sie in Gedanken oder mit einem Stift durch die vielen Irrungen und Wirrungen eines klassischen Labyrinths wandern.

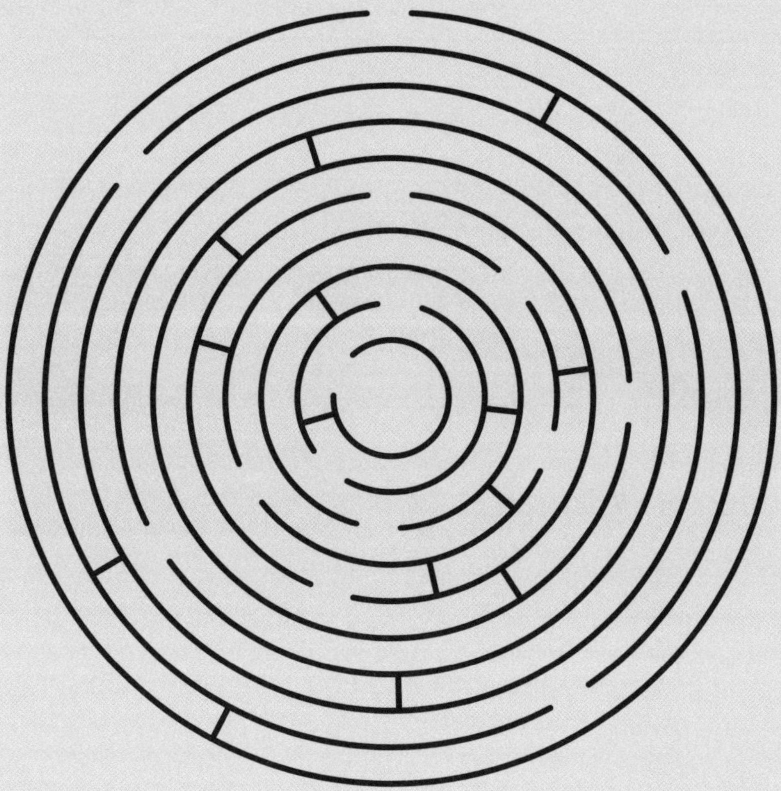

# Ein Fluss

*Wahrlich beständig ist allein der **Wandel**.*

FERNÖSTLICHE WEISHEIT

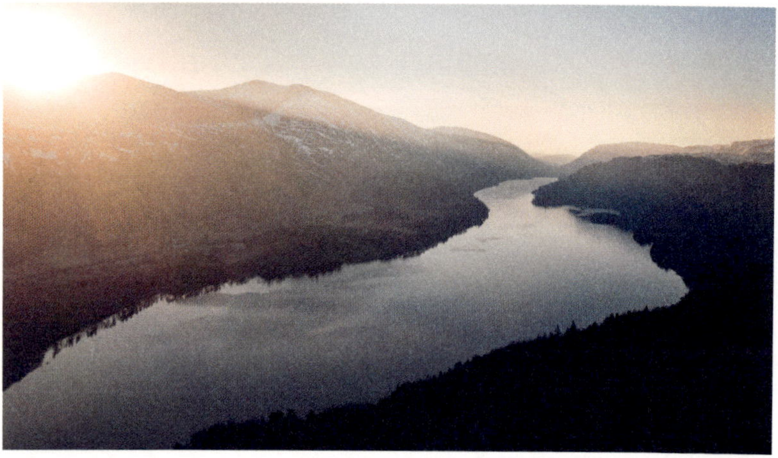





Unsere Lebenswege können mit dem Weg eines Flusses verglichen werden: Ein Fluss verändert sich von seinem Ursprung bis zum Ende ständig. Er fließt auf seinem Weg durch viele verschiedene Landschaften. So wechseln steinige und bizarre Bergregion sich ab mit kargen, vielleicht sogar öden Landstrichen, um dann in eine grüne Ebene aus üppig blühenden Wiesen, dichten Wäldern und fruchtbaren Feldern zu münden. Jede dieser Landschaften hat ihre eigenen Reize, Qualitäten und Herausforderungen, die der Fluss zu durchqueren oder zu bewältigen hat. Er kann allerlei Schätze unter seiner Oberfläche bergen. Wenn er stark genug ist, dann kann er Hindernisse aus eigener Kraft fortspülen, er

kann sich aber auch vor Blockaden aufstauen oder sie umfließen und sich einen ganz neuen Weg ebnen. Ein Fluss kann nützlich, hilfreich und segensreich sein, aber auch in Not geraten. Er kann laut und wild tobend sich seinen Weg bahnen oder leise und fast unhörbar sein. Manchmal ist der Flusslauf schmal und klar, dann wieder breit und langsam, um sich schließlich in eine tosende Strömung zu verwandeln, der wild und ungestüm alles mit sich reißt. Immer ein Wunder der Natur, einzigartig und einmalig.
Wie das Wasser immer in Bewegung ist, so sind alle Dinge, Lebewesen und Erscheinungen in der Welt immer in Veränderung begriffen. Nichts bleibt, wie es ist.

*Wenn Sie sich vorstellen, Ihr Leben sei wie ein Fluss. Wie würde dieser Fluss jetzt in diesem Moment aussehen?*

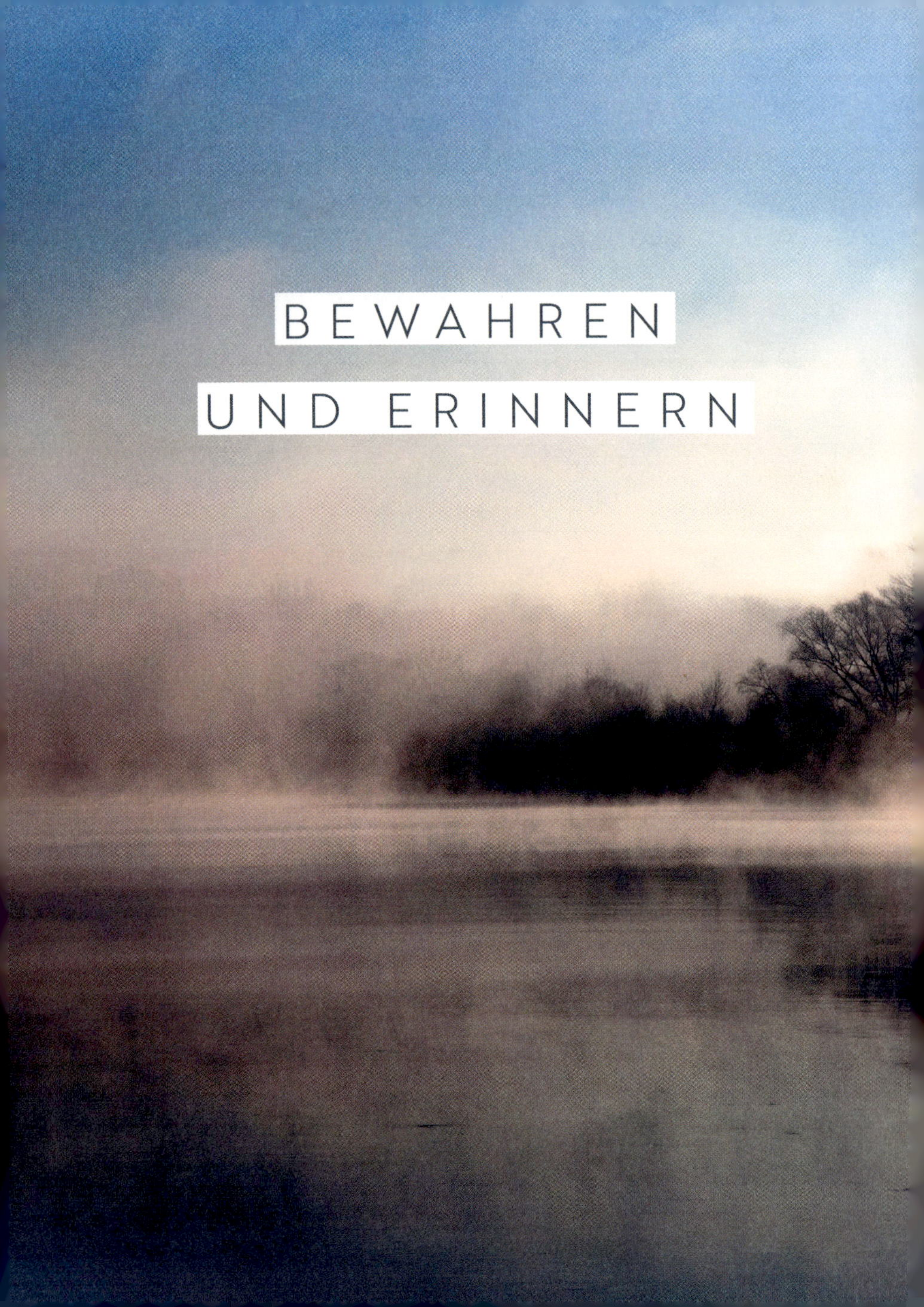
BEWAHREN
UND ERINNERN

# Loslassen?

*Wanderer, deine **Spuren** sind der Weg, und sonst nichts; **Wanderer**, es gibt keinen Weg, der Weg entsteht im Gehen. Im Gehen entsteht der **Weg**, und wenn man einen Blick zurückwirft, sieht man den Pfad, den man nie wieder betreten wird.Wanderer, es gibt keinen Weg, nur **Kielwasser** im Meer.*

ANTONIO MACHADO

In der ersten Zeit nach dem Verlust eines nahestehenden Menschen sind wir oft komplett von dem Geschehen und Erleben eingenommen. Viel Tatsächliches ist zu klären, die Gedanken kreisen um Erklärungen, den Sterbeverlauf oder die Zukunft, die widersprüchlichsten Gefühle nehmen Raum ein, und der verstorbene Mensch ist überall präsent. Oft hält dieser »Ausnahmezustand« eine lange Zeit an, und das Leben geht vollständig in der Trauer auf. Wie lange ist individuell sehr verschieden, es kommt aber eine Zeit, da rücken andere, neue Erlebnisse, Begegnungen und Erfahrungen in unsere Wahrnehmung.

Der Psychoanalytiker Sigmund Freud beeinflusste mit seiner Arbeit lange Zeit die Vorstellung, dass Trauer bearbeitet werden müsse und dies beinhalte, alle Bindungen an den Verstorbenen loszulassen. Nur so könne man frei für das Leben und neue Bindungen werden. »Loslassen« ist ein Begriff, der immer noch verwendet wird, um Menschen zu einem neuen, befreiten und glücklichen Leben zu motivieren.
Doch braucht es wirklich ein »Freiräumen«, um Platz für Neues zu schaffen?

# Schreiben & Erzählen

*Welche Vorstellung haben Sie davon, was im Laufe der Zeit mit der Trauer in Ihnen und mit Ihrer Verbindung zu dem Verstorbenen geschieht?*

Viele Trauernde tragen die Angst in sich, den Verstorbenen zu vergessen. Stehenzubleiben und an Vergangenem festzuhalten ist deshalb verständlich. Heute ist in der Trauerforschung jedoch längst anerkannt: Wir müssen nichts loslassen, was wir nicht loslassen wollen. Die Schritte zurück ins Leben erfordern kein Freigeben, kein Loslösen, weder von den Trauergefühlen noch von der Verbundenheit mit dem Verstorbenen. Wir haben Raum in uns, Altes zu bewahren und offen zu sein für heilsame neue Erfahrungen. Wir müssen uns nicht entscheiden.

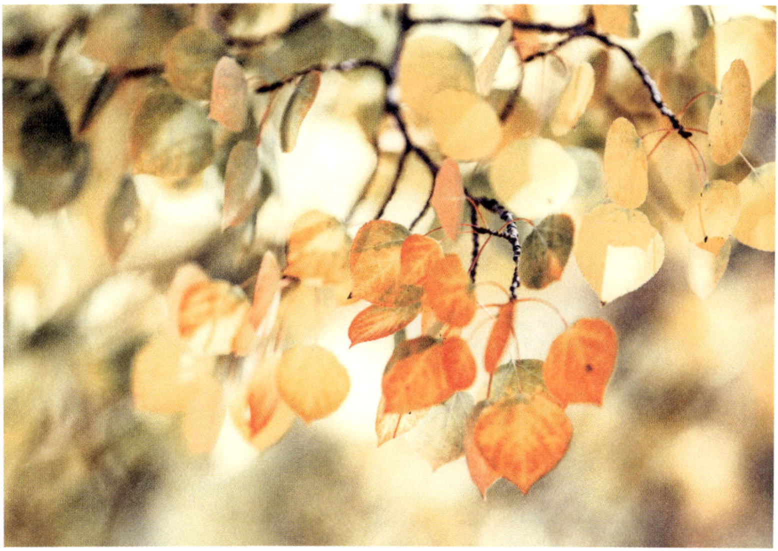



## Trauernde erzählen

*»Mir gefällt der Gedanke, die Trauer loszulassen. Meine Frau werde ich ganz sicher nicht loslassen. Und warum auch? Ich werde doch die wunderbarste Zeit meines Lebens nicht aus meiner Erinnerung vertreiben wollen.«*

# Zulassen

Vielmehr als »Loslassen« ist »Zulassen« ein treffenderes Wort für die veränderte Haltung, die Trauernde irgendwann einnehmen können. Dieses Wort schreibt nämlich keinen Weg vor, sondern möchte ermutigen, auf sich und seine eigenen Kräfte zu schauen. In dieser Haltung kann Vertrauen wachsen, in sich zu spüren, wie der Weg in ein Leben ohne den Verstorbenen Schritt für Schritt gegangen werden kann. Dabei wird es bestimmt keinen geraden Weg geben. Vieles muss ausprobiert und gelernt werden. Es wird nichts losgelassen, sondern bewahrt und sich erinnert.

Zulassen bedeutet nicht, den Verlust zu leugnen. Und nicht, an ihm festzuhalten. Es kann vielmehr das Finden einer neuen Beziehung zu dem verstorbenen Menschen sein, eine innere Beziehung, die verlässlich ist und Trost auf den neuen Wegen schenkt. Damit wird die Hinwendung zu einem neuen Alltag möglich, in dem gleichzeitig der Verlust seinen Raum erhält. Ein Sowohl-als-auch, statt Entweder-oder.



*Wieviel Hinwendung zu neuen Erfahrungen tut Ihnen jetzt gut?*

# Schreiben & Erzählen

*Wieviel Raum lassen Sie Ihren Gedanken an die vergangene Zeit mit dem Verstorbenen?*

*Wie sehr gestatten Sie sich, Erinnerungen auch ziehen zu lassen und auf den natürlichen Prozess zu vertrauen, dass vieles bleibt und manches geht?*

# INNERE *Beziehung*

Wie kann eine neue Beziehung zu dem Verstorbenen gefunden werden? Dies braucht ganz sicher Zeit. Und es bedarf eines behutsamen Blickes auf die Erinnerungen, die sich aus den vielen verschiedenen Erfahrungen mit dem verstorbenen Menschen zusammensetzen. Wird dieser Blick getrübt durch widersprüchliche Gefühle oder negative Erfahrungen mit dem Verstorbenen, fällt das natürlich schwerer. Aber auch bei einem geklärten Verhältnis braucht das Finden einer neuen Beziehung zum Verstorbenen Zeit und Nachsicht mit sich und dem Anderen – je nachdem, wie viele Facetten die Erinnerungen haben.

Der bekannte Ausspruch, dass man über Tote nicht schlecht reden darf, sollte Sie nicht daran hindern, einen ehrlichen Gesamtblick auf die verstorbene Person zu werfen und eine neue Beziehung zu ihr oder ihm zu finden.
Der Verstorbene hinterlässt in den gemeinsam verlebten Jahren viele Spuren, durch seine Art, seine Meinungen, seine Wertevorstellungen. Diese Spuren können integriert und die Prägungen, die dieser Mensch hinterlassen hat, mit Wertschätzung angenommen werden – und müssen deshalb nicht zwingend übernommen werden.

## *Trauende erzählen*

***»Ich spreche täglich mit ihr. Manchmal frage ich sie um Rat, wenn ich nicht mehr weiterweiß. Und muss oft schmunzeln, weil ich so genau weiß, wie sie reagieren würde, sogar ihr ungeduldiges Kopfschütteln sehe ich dann vor mir.«***

# Schreiben & Erzählen

*Können Sie sich vorstellen, ein Gedenkbuch zu gestalten? In dem zum Beispiel Stationen des Lebens des Verstorbenen aufgeführt sind, Bilder eingeklebt werden, sich an den Jahreszeiten orientierend Erinnerungen niedergeschrieben werden oder Sie etwas selbst malen? Es geht nicht darum, dass es perfekt oder vollständig sein muss. Möglicherweise kann es ein langsam wachsender Prozess der Gestaltung werden.*
*Welche Ideen kommen Ihnen hierzu spontan in den Sinn?*

# Schreiben & Erzählen

*Träumen Sie von dem Verstorbenen? Wenn ja, wie erscheint sie/er Ihnen in Ihren Träumen?*

*Welche Haltung, welcher Satz, welcher gutgemeinte Rat ist typisch für den Verstorbenen?*

*Gibt es »Zeichen«, die Ihnen der Verstorbene schickt, oder begleitet Sie zuweilen das Gefühl, der Verstorbene sei in Ihrer Nähe?*

# Schreiben & Erzählen

*Worin oder womit hat sie/er Sie besonders beeindruckt?*

*Gibt es eine Art »Vermächtnis« des Verstorbenen, ein Versprechen, stillschweigend oder ausgesprochen, dem Sie sich verpflichtet fühlen? Wenn ja, welches ist dies, und wie geht es Ihnen damit?*

# Gedenktage

Ein Gedenktag, den Sie selbst gestalten, kann ebenso eine Möglichkeit sein, die innere Beziehung zu dem Verstorbenen zu spüren und einen sicheren Ort der Trauer zu finden.
Vielleicht möchten Sie den Geburtstag des Verstorbenen, seinen Todestag oder auch einen anderen frei gewählten Tag so begehen, dass hier ein geschützter Raum für das Gedenken entstehen kann. Vertrauen Sie auf Ihr Gefühl, ob, wie oft und womit Sie Gedenktage füllen möchten. Ob Sie Musik hören, Fotos anschauen, Familie oder Freunde dazu einladen oder sich einfach Zeit für sich und Ihre Gedanken nehmen möchten.
Gleichzeitig könnte diese Form des Gedenkens für Sie eine Brücke zwischen dem Nicht-mehr und dem Noch-nicht bilden. Vielleicht gibt es Momente, in denen Sie spüren, dass das Leben in der bisher erlebten Weise vorbei ist, das Neue jedoch noch nicht greifbar oder gar als sicher erlebt wird. So können Rituale eine Zeit des Übergangs begleiten, einen Weg von der einen Lebensphase in die nächste.



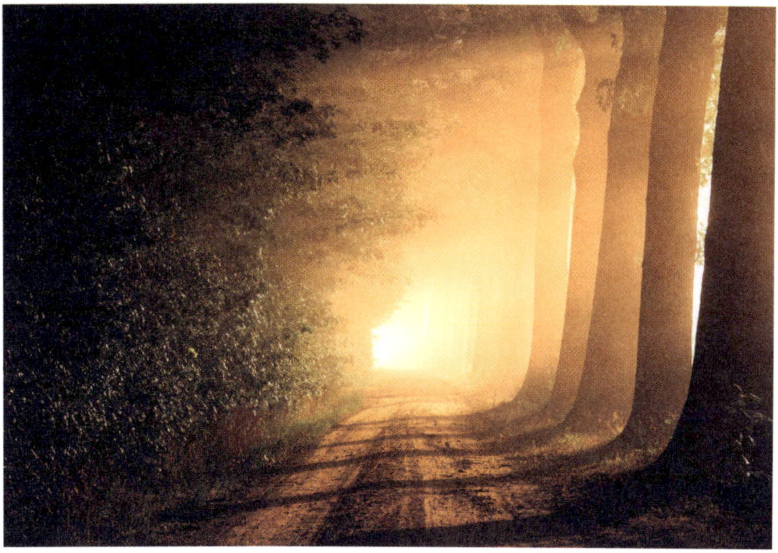

Für viele Menschen ist der 1. Todestag ein besonderer Tag der Trauer. Der Blick geht auf das vergangene Jahr zurück, wieweit der Weg der Trauer gegangen wurde, und wie schwer der Verlust immer noch wiegt. Die schmerzlichen Gedanken kreisen um das Erleben ein Jahr zuvor und können sehr einnehmend sein. Sicher eine Zeit, um besonders nachsichtig und mitfühlend mit sich umzugehen.

## Trauende erzählen

*»Ich werde an seinem ersten Todestag an die Nordsee fahren, dort, wo wir so oft zusammen waren, und werde unsere Eheringe im Meer versenken.«*



Geburtstage, Familienfeiern, Festtage werden fortan allein begangen, ohne dass der Verstorbene gegenwärtig ist. Möglicherweise sind Sie nun unsicher, ob und wie diese Tage überhaupt gefeiert werden können. Wie kann es gehen, wenn der Verlust gerade an diesen Tagen besonders schmerzlich zu spüren ist? Wie kann man dort mit seiner Trauer sein, ohne anderen die Freude am Fest zu nehmen?

# Schreiben & Erzählen

Möchten Sie den 1. Todestag auf besondere Weise begehen? Allein oder mit Freunden oder Familie? Welche Momente könnten Ihnen hierbei wichtig sein?

Vielleicht gibt es jetzt noch keine klaren Antworten auf diese Fragen, vielleicht müssen die Antworten mit der Zeit gefunden werden. Das Fehlen des Verstorbenen bedeutet aber nicht, dass nicht auch an diesen besonderen Tagen eine Verbindung zu ihr oder ihm gefunden werden kann: Vielleicht gibt es Familienangehörige oder Freunde, mit denen Sie gemeinsam nach Wegen für ein Gedenken schauen möchten, z.B. eine Kerze anzünden, den Lieblingswein des Verstorbenen besorgen, ein gemeinsames Lied singen. Aber auch hier gilt: Hören Sie auf Ihr Gefühl, es ist nichts normal oder unnormal. Auch Stillschweigen ist eine Möglichkeit.

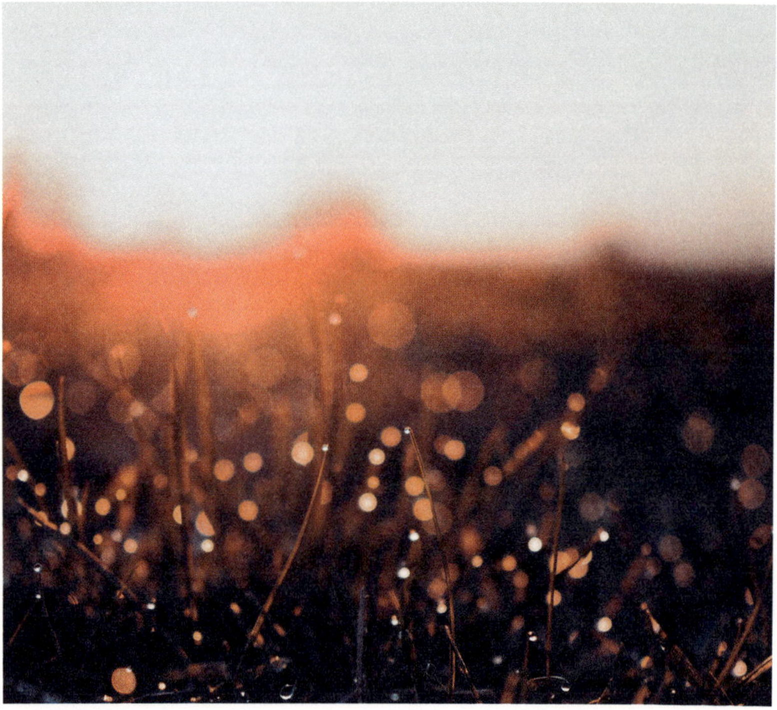

Es gibt viele Möglichkeiten des Gedenkens. Und es gibt kein »richtig« oder »falsch«. Wenn Sie spüren, dass Sie sich langsam neuen Aspekten und neuen Erfahrungen des Lebens öffnen, bedeutet dies keine Entwürdigung des Vergangenen. Ihre gemeinsame Vergangenheit bleibt mit all ihren Prägungen Teil Ihres Lebens.
Dies gilt ebenso, wenn Sie das Gedenken beiseite schieben mögen, weil Sie nun weniger trauern oder trauern möchten. Die Sehnsucht, ohne Trauer leben zu wollen, sich von der Trauer zu befreien, muss ebenso gewürdigt und beachtet werden.
So kann die Trauer einen Platz in Ihrem Inneren finden, der sich ganz individuell aus Ihrem eigenen Trauerprozess ergibt und sich verändern kann. Dabei darf der Schmerz sanfter werden und Ihnen Raum schenken, das Leben in seiner Vielfalt wieder Stück für Stück wahrzunehmen.

*Du bist nicht mehr da,*
*wo du warst –*
*aber du bist* ***überall****, wo wir sind.*

VICTOR HUGO

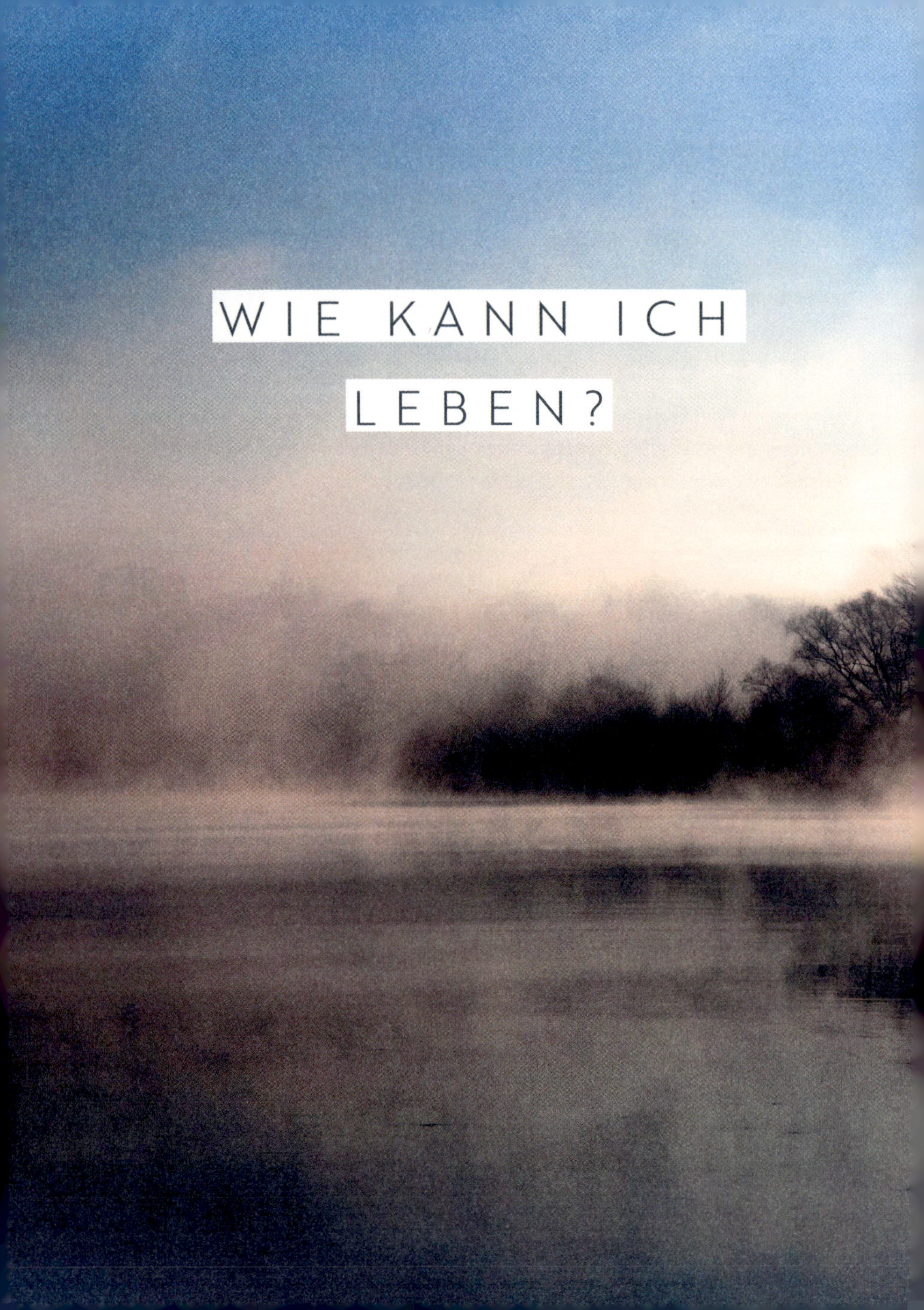
WIE KANN ICH
LEBEN?

# Leben

*Wenn etwas uns fortgenommen wird,
womit wir **tief und wunderbar** zusammenhängen,
so ist viel von uns selber mit fortgenommen.
Gott will, dass wir uns wiederfinden, reicher um
**das Verlorene** und vermehrt um jenen
unendlichen Schmerz.*

RAINER MARIA RILKE



In den Fragen nach dem »Warum?«, »Warum sie?«, »Warum er?«, »Warum passiert mir das?«, verbirgt sich die Frage nach dem Sinn. Es wird versucht, das Geschehene zu verstehen und einzuordnen. Dabei können bisherige Grundüberzeugungen des Lebens in Frage gestellt werden. Die Ordnung, in der man sich wiederfinden konnte und sich aufgehoben fühlte, kommt ins Schwanken. Vielleicht haben Sie Ihr Leben bis dahin als sehr verlässlich erlebt – woran sollen Sie sich nun halten?

Die Erfahrung der Vergänglichkeit bringt uns mit der Zerbrechlichkeit des Lebens in Berührung.
Und auch wenn uns diese Erfahrung im Leben stets begleitet, wir um den Wandel wissen wie den Wechsel der Jahreszeiten, das Großwerden der Kinder, das Abnehmen körperlicher Möglichkeiten, kann uns die Begegnung mit der Absolutheit des Todes in unseren Grundmauern erschüttern.

Ein Leben wurde vollendet. Ihre eigene Lebensgeschichte hört mit dem Tod des anderen aber nicht auf. Es gibt ein Leben davor, es gibt den Einschnitt des Verlusts – und vielleicht das Gefühl, das Ihr Leben gerade anhält – und es gibt ein Leben nach dem Todesfall. Es ist ein Leben, in dem alles zusammenhängt, ineinanderfließt und sich beeinflusst. Ein Leben mit steten Veränderungen, dem Wandel von Situationen, Umständen, Einstellungen. Dinge gehen zu Ende, Dinge entstehen neu. Vieles bleibt. Der Verlust und die existenzielle Erfahrung der Endlichkeit fügen sich in dieses Leben ein. Und prägen alles Weitere.

Manche Menschen haben das Gefühl, in einem übergeordneten Ganzen aufgehoben zu sein. Daraus kann Sinn und Akzeptanz für den eigenen Lebensweg erwachsen. Manchmal ist es aber auch viel kleiner. Da finden sich Sinn und das Geheimnis des Lebens in ganz alltäglichen Dingen, mit denen wir in Berührung kommen wie in den geernteten Äpfeln, in einem Besuch des Enkels, in einem Lachen mit einem Freund, der Blume am Wegesrand oder der körperlichen Betätigung beim Sport.



Dem eigenen Leben einen zusammenhängenden Sinn zu geben, der Verlust und Tod miteinschließt, kann auf ganz unterschiedliche Weisen erfolgen.

Es ist Ihr Leben, es ist Ihre Trauer, und Sie sind der Experte für Ihren ganz eigenen Weg zurück ins Leben.

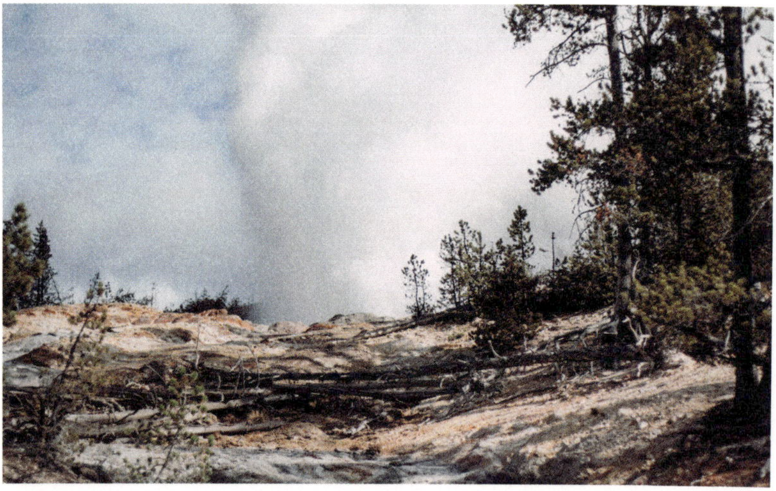

## Trauende erzählen

*»Nun versuche ich sie … die Schritte ins Irgendwo, keine Ahnung, wohin sie führen. Doch, natürlich eine Ahnung. Die Ahnung, dass sie mich dahin bringen, wo ich hin will. Die Trauer zu verarbeiten, mit ihr zu leben, zurückzukommen in mein Dasein, das nie wieder sein wird wie zuvor …*

*Aber eigentlich ist das eigene Dasein doch stets Veränderungen unterworfen, formt sich, passt sich den Gefühlen und Erlebnissen an. So viele unendlich schöne Momente haben mein Dasein geformt. Und so manche schreckliche.*

*Dieser ist der schrecklichste in seiner Nachhaltigkeit. Denn der Verlust lässt sich nicht kompensieren, löst sich nicht in Wohlgefallen auf, zerstört unwiederbringlich. Aber er kann irgendwann angenommen und leiser werden, das Dasein mitgestalten.*

*So mache ich also Schritte Irgendwohin und schaue in mich hinein. Mal verzweifelt, blind und hadernd, mal friedvoll, sehend und – staunend.«*

# Schreiben & Gestalten

*Hier ist Raum zum Schreiben, Erzählen, Malen und Gestalten für Ihre eigenen Gedanken, Gefühle, Wünsche und Hoffnungen.*

# Die Autorinnen

**Ute Fischbach,** geboren 1968, lebt mit ihren beiden Söhnen in Hamburg. Sie ist seit mehreren Jahren ehrenamtlich als Sterbe-und Trauerbegleiterin tätig.

**Anne Winther** schreibt unter einem Pseudonym. Die Autorin arbeitet als Kunsttherapeutin und engagiert sich seit vielen Jahren ehrenamtlich im ambulanten Hospizdienst als Sterbe- und Trauerbegleiterin.



# Bildverzeichnis

Umschlag: © Only background/Shutterstock; S. 1: © Samuel Ferrara/Unsplash; S. 2: © Annie Spratt/Unsplash; S. 5, 10, 30, 53, 78, 111, 122, 138: © Mironmax Studio/Shutterstock; S. 7: © John Noonan/Unsplash; S. 15: © Roxana Bashyrova/Shutterstock; S. 18: © Kyle Caraher/Unsplash; S. 36: © Karen Cantu/Unsplash; S. 41: © Wingedbull/Shutterstock; S. 46: © Irina Iriser/Unsplash; S. 55 © Mourad Saadi/Unsplash; S. 56 © Surkov Vladimir/Shutterstock; S. 58: © Alex Jackman/Unsplash; S. 60: © Alice Donovan Rouse/Unsplash; S. 64: © Mr.Cheangchai Noojuntuk/Shutterstock; S. 74: © Casey Horner/Unsplash; S. 76: © Aliaksandra_S/Shutterstock; S. 83: © Will Swann/Unsplash; S. 93: © Illiya Vjestica/Unsplash; S. 96: © Dan Burton/Unsplash; S. 112: © Trent Bradley/Unsplash; S. 118: © Vladimir Mulder/Shutterstock; S. 120: © Jack Anstey/Unsplash; S. 125: © Katie Moum/Unsplash; S. 133: © Ingmar/Unsplash; S. 137: © Dominik Reallife/Unsplash; S. 140: © James Fitzgerald/Unsplash.

# Impressum

Bibliografische Information der Deutschen Bibliothek.

Die Deutsche Bibliothek verzeichnet diese Publikation in der Deutschen Nationalbibliografie. Detaillierte bibliografische Daten sind im Internet über http://www.dnb.de/ abrufbar.



EIN BUCH DER EDITION MICHAEL FISCHER

1. Auflage 2021



Covergestaltung, Layout und Satz: Michaela Zander
Lektorat und Produktmanagement: Mareike Schlensog

ISBN 978-3-7459-0074-3

Gedruckt bei Polygraf Print, Čapajevova 44, 08001 Prešov, Slowakei

www.emf-verlag.de